7つのチェックリストで回復をサポート！

アルコール依存症

家族読本

〈断酒の動機づけ〉から
〈家族の再構築〉まで

猪野亜朗 著

アスク・ヒューマン・ケア

改題にあたって

本書は『あなたが変わる　家族が変わる――アルコール依存症からの回復』の改題新装版です。

私は専門医として長年、アルコール依存症の患者さんやご家族に関わり、皆さんがびっくりするほど変わっていくのを見てきました。その経験から、回復へのプロセスを実践的にまとめた本書の刊行から十六年たちました。その間、専門治療・相談機関などを通じて日本中でたいへん多くの方に手に取っていただき、家族プログラムの教科書として継続して使ってくださっている病院もあります。

今回、発行元からタイトル変更の提案がありました。その理由は、専門の治療・相談の場につながる以前に、インターネットなどで情報を探されるご家族が増えていること。そうした読者の方から「まさに必要なポイントが具体的に載っているので、もっと端的にわかるタイトルだったらなおよい」とのお声をいただいたこと。表紙は新しく内容はそのまま、というのは恥ずかしい思いもしますが、そのことでさらに多くの方の役に立てるのならばと考え、変更に踏み切ることにしました。

本書は「中年男性の飲酒問題と、それに悩む妻」という、もっとも典型的な組み合わせを念頭において書いてありますが、女性の依存症者、定年後や若年の依存症者も増加しています。アルコール依存症という病気は、年齢・性別・学歴や社会的地位などに関わりなく、習慣的に飲酒する人であれば誰でもかかる可能性があるのです。

妻の飲酒問題に悩む夫の立場、老親の問題で悩む子どもの立場、子どもの問題で悩む親の立場……いずれも基本は同じです。各章の「夫」を飲酒問題のある本人、「妻」を家族である自分というように読みかえてください。きっと役に立ちます。

第一章、第二章は、「妻が読むページ」として、家族の対応を説明してあります。

第三章以降は、断酒へと踏み出した夫婦に語りかける形をとっています。お酒をやめたあとも、家族全体がさまざまな困難や変化を経験します。それをどのように乗り越えていったらよいか、段階ごとに示しています。

各章に「チェックリスト」がついています。点数や結果にとらわれず、現在の状況を確かめたり、これからどうしたらよいかヒントを得るために活用してください。

二〇〇八年十月　猪野亜朗

もくじ

装丁　足立秀夫

第1章

「世話やき」をやめよう

妻が読むページ

夫にアルコール問題が生じたとき、妻はなんとかこの状態から脱出しようとさまざまな努力をします。必死で夫の世話をやき、酒をやめさせよう、飲む量を減らそうとします。非難したり、責めたりします。しかし、状況はちっともよくなりません。

家族はイライラし、よけいに手を出したり口を出したりします。そのため本人はさらに飲みたくなるという「悪循環」ができてしまいます。

そこから抜けだすために、まずあなた自身を変えましょう。夫もきっと変わります。

なぜ飲み続けるのか？

夫が飲み続けていることで、夫や家庭にどんな問題が起こっていますか？
たとえば会社に遅刻・欠勤したり仕事上の約束を果たせなかったりして信用を落とす、体をこわしたり何度もケガをする、飲み屋や親戚に借金する、夫婦の言い争いが絶えなくなったり親子の関係が悪化する、家族に暴力をふるったり暴言を吐く、会社をくびになる、お酒をやめると誓いながらまた飲むことで家族の信頼を裏切る……。

家族と自分自身を責めさいなみながら、飲むことをやめられないのはなぜでしょう？
「アルコール依存症という病気にかかっているから」というのが一つの答えです。アルコールに心と体がとらわれているため、たとえ飲酒の結果が惨憺たるものであってもそこから抜けだせないのです。これは意志が弱いからではなく、飲み続ける「病気」だからです。そのしくみを、ごく簡単に次ページにまとめてみました。

日本中でこの病気にかかっている人は、ＷＨＯの診断基準を使った調査では八〇万人、スクリーニングテストでは四四〇万人と推定されています。なんと三七人に一人の割合です。依存症者を抱えて苦しんでいる妻・夫・子ども・親・兄弟姉妹などの数は、その何倍にものぼります。苦しんでいるのは、あなただけではありません。けれども治療と回復の方法があります。

アルコール依存症者が飲み続けるメカニズム

①病気の症状の一つである強迫的な飲酒欲求のため、始終お酒のことが頭から離れません。いつ飲もうか、どうやって飲もうか、酒を準備しなければ、隠しておかなければと考え続け、ほかの何にもまして飲むことを優先します。

②最初のうちは飲むと気分が高揚し、アルコールが切れると普通の状態に戻りますが、依存症になると、アルコールが入っているのが普通の状態になり、アルコールの効果が切れるとうつ状態や不安におそわれます。ここから抜けだすために、飲酒を必要とするのです。

③身体的にもアルコールが入っているのが普通の状態になっているため、飲酒をやめたり量を減らすと、吐き気や脂汗、ふるえ、幻覚などの離脱症状があらわれます。その苦しさから抜けだしたり苦しさを予防するため、飲まずにいられなくなります。

④酔っぱらっているときの感覚がぼんやりした状態が続き、ブラックアウト（記憶の欠落）も出現することがあります。そのため、自分がそれほどひどい状態であるとは気づかず、山積みの問題はそのままにして、飲み続けることが可能になります。

⑤病気の自覚がないため、今度こそなんとかうまく飲めるだろうと望みをかけます。うまく飲めないのは、家族や職場など周囲にある問題や悩みごとのせいだと考えて自分を納得させ、飲み続けます。

⑥酒なしの自分の生活が想像できないため、「飲まなければ仕事にならない」「飲まない自分はふぬけのようになってしまう」「やめても何もいいことはない」と思い込んで飲み続けます。

多くの依存症者とその家族が、そこから立ち直っていることを忘れないでください。

依存症は回復可能な病気です。二度と「普通に飲む」ことはできませんが、「飲まずに普通に生活する」ことができます。

では、もう一度考えてみましょう。あなたの夫は、どうして飲むことをやめられないのでしょうか?

飲み続けている人のそばには、必ずといっていいほど「本人がとるべき責任を肩代わりしている人」がいるのです。これが二つめの答えです。こうして本人は自分の責任を自分でとる必要がなくなり、飲み続け、依存症という病気の坂を転げ落ちていくのです。

あなたのがんばりが飲酒のために利用されている

妻のあなたが、夫の責任を肩代わりすることで飲酒を可能にしているのかもしれないといったら、心外に思われるかもしれません。なぜなら妻は、誰より夫の飲酒によって傷つき、悩んでいるのですから。

それでも、多くの妻は知らず知らずのうちに「夫が飲み続けられるようにしてあげる」役割を引き受けてしまっているのです。皮肉なことですが、それは妻が飲酒によって引き起こされた問題から夫や子どもを守ろうと一人で必死にがんばったからです。どんな犠牲を払っても家庭の平和を維持しようと孤軍奮闘してきたからです。妻のそのがんばりが、どんな手段を使っても飲み続けようとする夫の病気のために、利用されてしまうのです。

次のチェックリストをやってみてください。思いあたることがいろいろあるはずです。

夫への対応チェックリスト

あなたは次のようなことをしていませんか？
それをすることで、あなたにとって、よけいにつらい結果を招いていませんか？

□お酒を捨てたり、隠したり、どれぐらい飲んだか調べる。

➡夫は病気によって飲酒欲求がおさえられなくなっています。家族がこうした手段を講じれば講じるほど、もっと上手にお酒を手に入れようと必死になります。

□酔っている夫を非難したり説教する。「あなたはなんて情けないの！」「いい加減にしてください！」など。

➡火に油を注ぐ結果になり、暴力を引き出したり、「おまえがガミガミいうから気分が悪くて飲むのだ」という口実を与えてしま

□飲酒の口実を受け入れる。「夫は仕事がきついから飲むのかもしれない」「いやなことがあったから飲んでいるのだろう」「不幸な育ちかたをしたから飲まずにいられないのだろう」など。

□飲酒のためにいやな思いをしても黙ってがまんする。

□飲酒による借金を、夫の代わりに支払う。

□飲酒によって夫の仕事に支障が出ると夫に

います。

➡夫は飲むための口実を探すのに必死です。家族がそれに耳を貸している間は、飲み続けることができます。

➡夫は家族のつらい気持ちをわかってくれているはずだと思っても、実際には都合の悪いことは必死で無視して飲酒が続きます。また、ブラックアウトのため、飲酒によって引き起こした不都合を覚えていないこともあります。

➡家族がお金を出し続けるかぎり、夫は飲み続けることができます。夫は請求書を見る必要もなくなります。

➡夫は職場の人から直接責任を追及されたり

代わって言い訳する。夫が二日酔いで会社に遅刻するとき、「かぜをひいたので」と会社に電話したり、夫の入院について酒とは関係ない病気だと会社に説明するなど。

□夫として、父親としての役目をあなたが肩代わりする。

□暴力や暴言を避けるためにお酒を与えたり買ってきたりする。

□失禁や嘔吐の後始末、暴れてこわしたものの後始末を酔っている間にする。

□実行できない脅しをくりかえす。「こんなことが続くのなら離婚する」「今度飲んだ

非難されたりしなくてすみます。恥ずかしい思いをすることも避けられます。つまり、飲酒によって起こった問題に直面せずに飲み続けることができるのです。

➡夫は家族内での責任をとらなくてよいことになり、飲酒するのを許されたことになります。

➡夫は飲むための手段を手にしたことになります。お酒を手に入れるための暴力、暴言はどんどんエスカレートします。

➡夫はつらい現実を見なくてすみます。さらに、酔いがさめたあとで覚えがないのに家族に説教されると、それがまた飲む口実になります。

➡妻の言葉が単なる脅しとわかると、妻が何をいってもタカをくくって飲み続けること

らうちを出ます」など。

まず、あなた自身を変えよう

妻は、こうした自分の行動や態度が事態をいっそう悪くしていることにうすうす気づいているはずです。けれど、飲酒をなんとかやめさせるために、飲酒の結果から夫や家族を守るために、世間体を保つために、家族間の気まずさを避けるために、他にどうすればいいのかわからずに苦しんでいるのです。一時的に夫の状態がよくなると「今度こそ立ち直ってくれる」とわずかな希望をもち、そのたびに裏切られてきたはずです。これをくりかえすうちに、状況はどんどん悪化していくのです。

この状態から抜けだすために、まずあなた自身を変えましょう。夫の問題に巻き込まれて奔走している妻から、自分自身をしっかり見つめて行動する妻になるのです。あなたのやり方が変われば、夫も変わります。あなたが夫の飲酒を支える手助けをやめることで、夫は自分で自分の責任をとらざるをえなくなってくるのです。

家族は同じ一つのエレベーターに乗っている乗客のようなものです。のぼるときは健康と幸せに向かって一緒にのぼっていきます。くだるときは不健康と不幸せに向かって一緒にくだる

ができます。また、脅しをかける妻の態度は夫の心を閉ざし、飲酒欲求を駆り立てます。

のです。家族の一人がアルコール依存というエレベーターに乗って急降下しているとき、彼の行動に巻き込まれている家族も一緒にくだっていきます。家族が本人の手をむりやり押さえつけてのぼりのボタンを押させることはできません。酔いというくだりのボタンへの欲求は、本人にとってあまりにも強烈だからです。

それよりも、あなたがまずくだりのボタンから手を離し、のぼりのボタンを押すのです。あるいは、あなたが夫を残してエレベーターからいったん降りるのです。

アルコール医療の専門家は、家族に向かってどれがのぼりのボタンなのかを教えることができます。エレベーターから降りる方法を示唆することもできます。でも、それを実行するのは言葉でいうほど簡単ではありません。

あなたが夫とちがうボタンを押すのには勇気がいります。あなたはいつのまにか、くだりのスピードに慣らされているからです。エレベーターを降りるのにはもっと勇気がいります。とり残された夫が、そのことに気づくまでどんどん一人で降りていくのを見るのはつらいからです。

まずは、あなたが夫と一緒にくだりのボタンを押していないかどうか、チェックしてみましょう。くだりのボタンから手を離すのは、あなたと夫と家族が「回復」を始めるための第一歩なのです。

あなたの「世話やき度」をチェックしよう

次のチェックテストは、あなたの夫に対するかかわり方を調べるものです。正直な気持ちを答えてみてください。

世話やき度チェックテスト

AからXまでの項目について、あなたにあてはまる数字を（　）内に記入してください。

1……ちがう　2……ときどきある　3……だいたいそうだ

（　）A　私はせっかちな行動やきちょうめんすぎる行動をする。
（　）B　私は掃除、洗濯に夢中になるところがある。
（　）C　私は自分のしたいことを犠牲にしても、夫の世話をやいてしまう。
（　）D　私は夫の世話をやいていないと、不安になったり物足りない気持ちになる。
（　）E　私は夫を自分の思い通りにしようとしてしまう。
（　）F　私は夫の不始末を、夫に代わって処理しようと一生懸命になる。

（　）G　私は「お前は俺を思い通りにしすぎる」と夫からいわれる。

（　）H　私は自分の気に入らないと、夫を非難したり責めたり、ガミガミいってしまう。

（　）I　私は夫を思い通りにするため、内心はちがうが、ほめたり、おだてたりする。

（　）J　私は夫のいうことなら、筋道が通らないことでもいいなりになる。

（　）K　私は夫の問題が強く感じられても、かんじんなことはいえない。

（　）L　私は小さなミス、小さな出来事も気になってしまう。

（　）M　私は自分がコントロールできない状況ではうろたえてしまう。

（　）N　私は自分が世話やき女房だなと思うことがある。

（　）O　私は世間体を気にしたり、他人の目を気にしすぎる。

（　）P　私は夫の問題でも、自分の責任のように思って世話をやいてしまう。

（　）Q　私はお化粧やおしゃれなど自分のことに関心を向けない。

（　）R　私は世話をやきすぎてクタクタでいやになるが、しばらくすると、また同じようにやってしまう。

（　）S　私は夫の問題に巻き込まれやすい。

（　）T　私は夫の世話をやいても、報われなかったり、感謝されないと腹がたつ。

（　）U　私は自分のことがいやになり、落ち込んだり、イライラしたり、しらけた気分になる。

（　）V　私は何かを始めるとき、周囲の人の同意がないと、自信がもてず、不安である。

（　）W　私は状況をわきまえず、ついつい世話をやいてしまうところがある。

（　）X　私は夫の言動や感情を気にしすぎる。

合計……私は［　　］点である。

アルコール依存症者の妻は、このテストの点数が非常に高い傾向があります。あなたの「世話やき度」が三九点以上なら、あなたは不健康な世話やきによって夫の飲酒を手助けしている可能性があります。

ここで私が「世話やき」を問題にするのは、妻が夫の飲酒を可能にしてしまう行動のうち、もっともやめるのがむずかしいのが世話やきだからです。ほかのことは、病気への対応がまちがっていたと納得すれば変えることができます。たとえば、お酒を捨てるのをやめたり、飲酒の口実に耳を貸すのをやめたり、暴力に屈してお酒を買うのをやめたりなどです。

しかし世話やきは、日本では女性の「美徳」とされ、夫につくしてこまごまと世話をやく妻は「よい妻」だと思われています。さらに妻の側には、「一家を支えてがんばっている」とか「自分は夫の被害者だ」という意識があるため、行動を変えるのがむずかしいのです。

もちろん、世話をやくことがすべていけないのではありません。たとえば、外から帰ってきた夫にあたたかい飲み物を出してあげたり、夫がつらそうなときにそっと肩に手をおいたりする行動は、妻の夫に対する思いやり、やさしさから出た健康な世話やきです。不健康な「世話やき」とは、夫がやるべきこと、夫が責任をとるべきことに、ついあれこれと手を出してしまう行動のことです。あなたのそうした不健康な「世話やき」へののめり込みは、多分やさしさのためではなく、「そうしないと気がすまない」とか、「やりたくはないが他にどうすればいいかわからない」ためだろうと思います。

あなたは、世話をやくのはすべて「夫のため」だと思っているかもしれません。しかしそれは「あなたのため」でもあったのです。あなたが自分の不安やいらだちをしずめるために、自分の義務感や責任感を満足させるために、世間から「よい妻」といわれるために、夫の飲酒で恥ずかしい思いをするのを避けるために、その日その日を少しでも平穏に暮らすために……。あなた自身がこうして「世話やき」にのめり込んでいるのです。

読者のなかには少数ながら「夫は飲んでいるが私の世話やき度は低い」という方もいると思います。世話やき度が低い妻は、すでに夫を回復に向かわせる鍵を手にしているのかもしれません。あるいは、自分の行動を客観的に見ることができなくなっているのかもしれません。他の家族に採点してもらうと、もっと世話やき度が高くなる可能性があります。あるいは妻は、世話をやいても報われなくて、疲れ、燃えつきてしまっているのかもしれません。夫から気持ちが離れてしまい、子どもや仕事などにのめり込んでいるのかもしれません。

夫の回復のために今あなたができることは、不健康な世話やきをやめ、夫に巻き込まれずに一歩離れて見守る余裕をもつこと、そして夫の回復を願い、回復を信じる気持ちをもつことなのです。

どうして世話をやくのか?

妻を世話やきにのめり込ませている背景を四つに分けてみました。「ひょっとしたら自分はこれにあてはまるのでは?」と考えながら読んでみてください。

【夫に巻き込まれて】

夫の暴力や強烈な怒りにさらされてきたあなたは、自分の考えをはっきり主張するのが恐くなっています。夫や周囲の人の顔色を見て、おろおろしながら行動するパターンが身についてしまっているのです。夫はそんなあなたの態度を利用して、怒りや暴力によって飲酒を続けることができます。

【夫をなんとかしようとして】

夫を自分の手でなんとか変えたいという思いが強いあなたは、ついこまごまと口を出したり手を出したりするハメにおちいってしまいます。夫が思い通りになってくれないので、責めたり批判する口調になってしまい、知らず知らずのうちに夫の神経をさかなでし、飲酒の理由を与えてしまうのです。

【完ぺきな妻になろうとして】

夫は、自分の問題を妻に指摘されると、逆に「お前が悪いからだ」と妻を責めることで切り返してくるため、あなたは何事も完ぺきにやろうとがんばります。自分の弱みを見せられず、「私は正しい」と主張する態度になってしまいます。それが夫にとっては「あなたはダメな人だ」というメッセージに感じられ、飲酒の原因をつくってしまいます。

【自分を大切にする余裕がなくなって】

夫のためにやったことがすべて報われないため、あなたは自分を責めて落ち込み、あきらめの気持ちが強くなります。化粧や身だしなみにかまわなくなり、自分を犠牲にしてまで夫の世話をやくため、夫の飲酒をいつまでも支え続けてしまいます。

夫婦でのめり込んでいた

夫が断酒を継続していくと、妻の不健康な世話やきへの「のめり込み」は次第に改善されていきます。たとえばある妻は、夫の飲酒当時の世話やき度が五七点でしたが、お酒をやめて五年後の世話やき度は三四点に下がっています。

夫がお酒にのめり込み、そこから抜けでることができないでいるのと同じように、妻もさまざまな原因で世話やきにのめり込んでいたのです。夫婦二人の不健康な「のめり込み」は、たがいに悪循環しながら、家族の生き方をどんどん不健康なものにしていきます。夫の飲酒が引き起こす問題があなたをいっそう世話やきへとのめり込ませ、あなたの世話やきが増すことで夫はさらにお酒にのめり込む、というぐあいです。

二つの「のめり込み」には、たくさんの共通点があります。

①夫が飲まないとイライラしたり不安になるのと同じように、妻は世話をやいていないと心配で落ち着いていられません。

②夫が飲酒によって不都合が生じてもお酒をやめられないのと同じように、妻も世話やきが逆効果と感じてもなかなかやめられません。

③夫がストレスやいやな気分から逃れるためにお酒を必要としたのと同じように、妻も落ち込みや不満、不安をまぎらわせるために世話やきに没頭します。

④夫が何をおいても酒を求めるのと同じように、妻も自分のことをなおざりにして夫の世話をやくようになります。

⑤夫がお酒の問題を認めることができないのと同じように、妻も自分の世話やきが周囲を巻き

込み、自分や周囲を悩ませているのを認めることができません。

しかし、認めるためのきっかけはいろいろあります。先のチェックテストもその一つです。自助グループや家族教室などで他の妻の話を聞くことも、世話やきへの「のめり込み」を知るきっかけになります。妻たちはみんな、同じようにのめり込み、同じような苦い結果を招いた経験をもっているからです。

あなたが世話やきをやめようとすると、不安になったり、落ち着かなかったり、がまんできなかったりして、いわば「心の離脱症状」があらわれるかもしれません。しかし飲酒の場合とちがって、手のふるえのような「体の離脱症状」はあらわれません。

ですから、まずは妻のあなたが世話やきへの不健康な「のめり込み」から回復しましょう。飲酒と世話やきの悪循環を断ち切ることで、あなたは家族の乗ったエレベーターが不健康と不幸せに向かって急降下するのを止めることができます。

「別れたい」妻へ

「もう夫の顔も見たくない。別れたいんです」

病院に相談にきている妻から、こんなふうにもちかけられることがあります。

あなたも一度は「別居したい」「離婚したい」と思ったことがあるかもしれません。内心みんな、「逃げだしたい」と思っているのです。「でもこんな夫をおいて出ていくことはできないし、私には経済力もないし、子どももいるし……」

こんな迷いがあるなかで、衝動や脅かしで離婚を口にすると、事態ををいっそう混乱させてしまいます。

一つ聞いておきたいのは、まだやることは残っていないか、ということです。あなたは夫の問題をなんとかしようと、ありとあらゆることをやってきたかもしれません。しかし、まだ病気としての「正しい対応」はやっていないと思います。それをぜひやってみてください。あなた自身のために。そのうえであなたが本当に万策つきたと判断したとき、やるべきことはやったと納得してから離婚を考えても、遅くはないのではありませんか。

病気としての対応ができないままで離婚した場合、妻は夫に巻き込まれた不健康な生き方をそのままひきずってしまうことになります。夫への憎しみや、自分のしたことへの後悔がうずを巻いている状態で新しい生活が始まっても、傷ついた心の問題を持ち越してしまう危険が大きいのです。

私がやり方を変えても夫は変わらない、もうどうしていいかわからない——そんなとき、治療を受けてくれないのなら離婚も辞さないという妻の「断固たる態度」は夫の回復にとって大きな力となります。

私の経験上、別居や離婚を真剣に考えるほどの意気込みは、夫への説得がどうしてもうまくいかないときの、回復のための最後の切札になることが多いのです。

「飲んでいるあなたとはもう一緒にいられない」と迫った妻たちのほとんどは、「これで夫が変わらなければ離婚しかない」という決意を固めていました。その「決意」が、離婚にではなく、夫をついに断酒に向かわせる「力」になった経過を、私は多く知っています。

子どものためにあなたができること

飲酒問題のある家庭に育つ子どもたちは、いろいろなことで傷ついています。

父親の暴力や暴言に身をすくめたり、両親の言い争いに思わず耳をふさいだり……。「夫のことでストレスがたまると、つい子どもに向かって爆発させてしまう」という妻もいます。「私がお酒をやめてというと夫が怒るので、子どもにいわせる」という妻もいます。「夫のことはもうあきらめたから、私が頼りにしているのは子どもだけ」という妻もいます。

つまり、夫と妻の間の問題に、すっかり子どもを巻き込んでしまっているのです。

こうした状況に反発する子どももいますが、多くの子どもは「お父さんにお酒をやめてほしい」「かわいそうなお母さんを助けたい」「つらい顔は見せないようにしよう」と必死にがんばっています。「自分のせいでお父さんは飲むのかもしれない」と悩んで、「もっといい成績をとれば飲まなくなるのではないか」「もっといい子になれば飲まなくなるのではないか」と考えます。ところが、努力しても父親が飲酒をやめないので、無力感にうちひしがれます。

あなたが今、子どものためにできるのは次のことです。

罪悪感を抱かせない

子どもと父親の飲酒とは関係がないことをはっきりいってあげましょう。そのことで子どもの抱く無用な罪悪感や無力感をやわらげることができます。子どもは子どもなりに、自分と関連づけて悩んできたはずですから。

病気のことを教える

父親がアルコール依存症という病気にかかっていることを子どもに知らせましょう。子どもは今まで、母親が父親のことを悪くいうたびに、一緒になって父を憎んだり、あるいはそうした母親を情けなく思ったりしてきたはずです。父親は病気だったのだと知ることで、子どもは混乱から抜けだして心の整理がつきます。

対応を話しあう

父親の病気に対する家族の対応がまちがっていたことを子どもに知らせましょう。新しいやり方を子どもに説明し、理解を求めましょう。子どもを「利用して」お酒をやめさせようとするのではなく、子どもが父親に「回復してほしい」と思う気持ちを大切にしましょう。

暴力に巻き込まない

子どもが父親の暴力や暴言に巻き込まれないようにしましょう。そのためには母親がヒステリックにならず、冷静に対処することです。いよいよ危ないと思ったら、子どもを連れて安全に避難するように対策を考えておきましょう。

子どもに十分な関心を向けましょう。子どもは、「お母さん今たいへんだからちょっと待って」と、事あるごとにいわれてきたはずです。その穴埋めのつもりで、子どもが望んでいるかどうかは考えずにいろいろ世話をやいたこともあるはずです。ときには余裕をとりもどして、子どもの言葉に耳を傾けましょう。子どもの目を見つめましょう。

関心をそそぐ

行動を変えれば考え方も変わる

最後に、あなたが変わるための具体的なアドバイスをいくつかあげておきましょう。これを行動にうつすことで、あなたは夫の飲酒にふりまわされることがなくなり、長い間しょってきた荷物をおろしたように肩の力が抜けるはずです。あなたが冷静になれば、今までのようにあなたを「利用して」飲み続けるのがむずかしくなってきます。

家族教室や自助グループに参加する

夫のためではなく、あなた自身のためにこうした場に出かけましょう。参加している間は夫のことを考えるのではなく、自分自身のことを考えてください。とくに自助グループでは、あなたと同じ家族の立場の人の話に耳を傾け、経験を分かちあうことで、自分の問題を認め、生き方を変えることができます。

おしゃれを楽しむ

鏡を見る時間などないと思っても、ともかくやってみましょう。今まで髪をふり乱していたあなたは、お化粧をしたり身だしなみを整えることで、自分への自信をとりもどすことができます。気持ちの余裕も出てきます。

なんでも話せる友人をつくる

あなたは世話やきに追われて友人と会う暇もなくなっていたり、夫の問題を隠すために世間から孤立しているかもしれません。かつての友人のところに電話をかけたり、家族教室や自助グループで新しい友人をつくるように心がけてみてください。悩みを率直にうちあけられ、あなたの味方になってくれる友人を探すのです。

気分転換の方法を変える

落ち込みそうになったとき、今まで掃除やその他の家事にのめり込んでいたとしたら、これからは外に散歩に出てみてはどうですか？　あるいは、陽気な音楽を聴いたり歌を歌ってみたらどうですか？　喜劇映画を観にいってはどうですか？　気持ちの切り替えが上手になり、柔軟な考え方ができるようになります。

家事の手をぬく

毎日決まった時間に洗濯をしないと気がすまないあなたは、今日は洗濯をさぼってゴロンと横になってみたらどうですか？　夫が座っている横でガーガーと掃除機をかけていたあなたは、夫が他の部屋へ行くまで待ってみたらどうですか？「のんびり」「いいかげん」を心がけてみるのです。

自分の時間をもつ

あなたは、家事の手をぬいたり何もしないでぼんやりしているのがひどく苦痛かもしれません。それなら手始めに、過去にもらった手紙を整理したり、日記を整理してみたらどうですか？　こうした作業も自分だけのために時間を使う練習になります。

趣味をもつ

昔やっていて今はやめてしまった習い事をもう一度始めたり、新しいことを始めてみるのもよいものです。何が何でも上手になろうと肩に力を入れず、軽い気持ちでやってください。自分の趣味をもつことで、飲酒の問題だけに心が集中するのを防げます。

「間」をあける

夫の言葉や態度にすぐに反応しておろおろしたり怒ったりしていたあなたは、ひとこと言ったりやったりする前に一度深呼吸してみましょう。だんだんと、考えてから行動するクセがついてきます。夫のペースに乗らず、夫にふりまわされなくなります。無用な口論を避けることもできます。

本音をやわらかく話す

物事を決めつけるいい方をやめて「まちがっているかもしれないけど……だと思う」といってみましょう。くどくど説教するようないい方をやめて「非難しているのじゃないから誤解しないで聞いてほしいんだけど、……」「いやなことをいうようだけど聞いて……」といってみましょう。あなたの本音を、控えめに、かつ、はっきりと語るのが一番効果的なのです。

「私」を主語にする

「あなたは飲んではいけない」「あなたの考え方はまちがっている」といわずに、「あなたが飲むと私はつらくなるの」「あなたのそういう考え方を聞くと私は悲しくなります」と「私」を主語にして話してみてください。相手を責める口調にならず、あなたの感情が伝わります。夫はきっとあなたの言葉に耳を傾けるはずです。

気のすすまないことはやらない

今まであなたは夫をなだめるために心にもない相づちをうったり、暴力や暴言に屈して夫の要求を受け入れたりしてきたはずです。家庭に一時的な平和を得るための取引は、高い代償を支払う結果になったのです。取引はやめて、暴力・暴言が始まりそうな気配を感じたら、さっとその場を立ち去ることです。「やらなければならない」と思うことをするのではなく、「やろう!」と思うことをするようにしましょう。

こんなにつくしているのに……　47歳・妻

私は、飲酒でどんどん信用を落とす夫をカバーしようと必死でした。夫は営業マンなので、二日酔いの日には私が「得意先に直行する」と会社に連絡してなんとか体面を保とうとしました。子どもの世話をやくように夫の世話をやいていました。こんなにダメな夫の面倒を、私がみなくて誰がみるんだと思っていました。

夫にはよく、私はガサガサしているといわれました。肩をもんでいても「お前はせわしいのう」といわれます。相手の動きを見て、何がほしい?といってしまうせっかちさがあります。近所の人に「時計」というあだ名をつけられました。洗濯は何時から何時、次は何時と決めていて、その通りしていないと気がすまないのです。パッパとしないと落ち着かず、やってしまってやっと気が落ち着く。中途半端は嫌いです。

病院で「あなたも不健康だ」といわれたとき、認めることができませんでした。こんなにつくしているのに、そんなふうにいわれるなんて立つ瀬がないと思いました。

夫が断酒した今、「世話やき度チェックテスト」をやってみて、あまりにぴったりだったので唖然としました。私が夫の世話をやいたのは、私一人残して死なれたらかなわん、という不安がとても強かったからだと思います。

体験

自分の人生を生きなさい　42歳・妻

このまま夫が飲み続けたら子どもはどうなるのか、会社をくびになったらどうしよう、といろいろ考えては落ち込み、暗い毎日を過ごしていた私でした。夫は何度か通院したり、断酒会に顔を出していましたが、酒をやめられませんでした。将来の希望はなく、私はすっかり燃えつきた状態でした。

医師に「自分の人生を生きなさい」といわれて、考えました。私はもう四十歳、このまま歳をとったら自分の好きなこともできずに一生終わってしまう。もっと自分を大事にしてみようと、久しぶりに鏡の前に座って、化粧をしたりおしゃれを始めました。ゴルフも始めました、夫が断酒したら一緒に楽しめると思ったのです。田舎ですから世間が狭く、こんな状態でゴルフなんて勇気がいりました。でも周囲の人は、奥さん明るくなったね、といってくれました。行動を変えたら考え方も前向きになってきました。くよくよしてもどうしようもないと割り切れるようになりました。

夫は相変わらず酒の臭いをさせて診察を受け、「飲んでいない」と否認していましたが、三ヵ月後、病院へ向かう車の中で、初めて「酒をやめる」といったのです。現在、断酒して一年になります。

もう一度かけてみよう

45歳・妻

四、五年前の検査で、夫は肝臓が悪いといわれました。でも内科医はそれ以上何もいわなかったし、私もアルコール依存症についてはまったく知りませんでした。今から思うとその頃から手がふるえたりしていたのですが、内科を入退院していたのです。

それまで私に手をかけるようなことはなかったのですが、あるとき激しい口論になって夫が私の首をしめようとし、私は家を飛びだしました。実家に帰ると、両親は私のために家を新築してやるから、夫と別れても心配はいらないといってくれました。

夫の弟が苦労して夫を説得し、一回目の入院、でもまもなく無断で病院を出てしまったようです。その後二回目の入院中に、主治医に説得されて、しばらくぶりで夫に会いにいきました。びっくりしました——髪はぼさぼさで、私の姿にも気づかず通りすぎたのです。これが二〇年も連れ添った夫かと思うと情けなくなりました。

でも、この人があって私の人生があるのだと思いました。一人になってみて、一人で生きていくことのたいへんさも感じていました。私が家庭のごたごたにのめり込んでいた間に、友人も離れていきました。別居してどこかに遊びにいこうと思っても、一緒に行く人もいないのです。いつのまにか世間が狭くなっていました。

実家が家を建ててくれれば、夫を迎えることはできなくなります。私は迷いに迷いました。世間ではしっかり者で通っていた私ですが、本当はさびしがりやで弱いのです。損得でいけば、このまま夫と離れているほうが楽、でも、もう一度かけてみようと思いました。心が決まるまでに五ヵ月かかりました。

体験

先手先手で世話をやいて　51歳・妻

夫はとても仕事熱心で、出世も早いほうでした。私は、「アル中」は朝からブラブラしている人がなるもので、夫のようにちゃんと管理職が勤まっている人は関係がないと思っていました。夫が飲んでいないといえば、そのまま信じたし、酒の臭いがしても、体調が悪いのだろうと思っていました。私は世間知らずで理屈屋なので、いろいろ考えては納得していたのです。私の親が夫に「飲みすぎだぞ」と注意しても、私は夫の味方についていました。夫は養子なので私はとても夫に気をつかい、夫のいうことがまちがっていると思っても、養子だからつらいだろうと私のほうが謝りました。

六年前に、内科医から「このまま飲んでいたら死んでしまう」といわれました。私はあわてて酒をやめさせようとしましたが、どんなに手をつくしてもやめられないのです。禁断症状も出て、会社の人からも酒のことで注意されるようになりました。夫はそのころ会社のコンピュータ導入についていけず、若い人からこれを読めばわかるといわれても、酒のせいもあって集中力が落ちていたようです。それでよけいお酒がふえました。

内科に三度入院し、私は心配のあまりお酒を隠したり、いろいろ世話をやきました。先手先手をうつようになり、夫が会社を休むときには私が言い訳の電話をかけていました。病院で指導を受けてから、私は夫に代わって電話するのをやめたので、夫は電話のたびに恥ずかしい思いをするようになりました。休みが続いて、「今日だけでいいから電話してくれ」といわれたとき、「ウソの言い訳はしないけど、電話だけならしてもいい。その代わり病院に行って」と頼みました。夫は了解し、通院が始まったのです。

耐えれば耐えるほど　50歳・妻

私の家は代々続いた商家です。結婚して最初の一〇年は、私が夫に手ほどきをして商売を覚えてもらいました。おしどり夫婦といわれて、商売はとんとん拍子でうまくいきました。仕事は本当によくやってくれましたが、商売を広げるにつれて忙しくなり、夫はお人好しなので、損をすることも多くなり、私は後始末に奔走しました。

体 験

夫はＰＴＡの会長や地域の世話役を引き受け、それにのめり込んでいきました。つきあいで飲む機会もふえました。やがて飲んで私を殴るようになり、階段から突き落とされたり、パトカーを呼んだこともあります。それでも子どもが独立するまでは辛抱しようと思いました。私が耐えれば耐えるほど、夫は何をしてもいいと勘違いしたと思います。

夫がつぶれても私はつぶれまいと必死でした。本店は夫にまかせ、支店を私が切り盛りして、夫の危険を分散するようにしました。

アルコール専門外来に相談にいきましたが、夫は「そんなところにどうして行けるか」といいます。強く迫る勇気はなく、内科に入院させました。でもすぐに抜けだして飲みにいく始末です。断酒会に一回だけ行きました。もしもあの時お酒をやめていたら、借金は一〇分の一ですんだと思います。

第2章

断酒のチャンスをうまくつかもう

妻が読むページ

あなたが変わることで、夫は飲んでいるのがつらくなります。

夫はあなたが変わることに強く抵抗します。夫に「つくす」のをやめたあなたは、親戚からも非難を受けるかもしれません。

つらいと思います。

このとき治療者ができる最良のアドバイスは「やろう！　飲んでいる生活はつらくて困ることばかりだと夫が感じるように、もっていこう」

断酒のチャンスはきっとやってきます。

「底つき」は早くすることができる

アルコール依存症は、飲み続ければ確実に進行していく病気です。たとえば最初に入院したときには「吐き気、イライラ」という軽い離脱症状が出ているだけだった人が、五～六年後の二回目の入院時には「幻覚、妄想」など重い離脱症状や肝臓病、糖尿病、脳萎縮などの合併症がひどくなり、仕事を失い、家庭も崩壊していることがしばしばあります。私たちの行なった調査では、アルコール依存症者の平均死亡年齢は五十一・八歳でした。依存症の崖っぷちをくだっていく道筋は人さまざまですが、断酒のチャンスを逃しているうちに最後にたどりつくのは、苦しい生の果ての孤独な死なのです。

依存症の本人にも、「このまま飲み続けているとたいへんなことになりそうだ」というのはわかっています。それでも「とにかくまず飲んでから」と、問題を棚上げして飲み続けています。

しかし断酒のチャンスは必ずやってきます。チャンスがいつくるのかは、誰にもわかりません。しかし、周囲の人がチャンスがやってきやすい条件をつくることはできます。また、チャンスがやってきたとき、逃がさないようにすることはできます。

依存症者が治療を受け入れるには、従来から「底をつく」ことが必要だといわれてきました。

ただし、底をつくためには「仕事も家族も健康もすべて失ってどん底までいきつく」必要はありません。妻が世話やきをやめ、夫にとっての「心地よいクッション」をとりはずすとき、夫は「もっともっと落ちていって、たいへんなことになりそうだ」という不安に襲われます。いわば「どん底」を予感するのです。本人にとって、そのときが底つきです。

底つきを早くすることによって、家族も本人も余分な苦しみを味わわないですみます。チャンスの到来を早め、チャンスを生かすための準備を着々と整えていきましょう。

応援します。自信をもって！

あなたが夫の世話やきをやめ、新しい生き方を始めると、周囲にさまざまな変化が起こってきます。

最初のうち、それはあなたにとってつらい変化かもしれません。

新しいやり方を始めた妻に対して、夫は言葉や暴力で脅しをかけたり、なだめすかそうとしたり、こびをうったりし始めます。そのためあなたは以前よりもっと気持ちがピリピリしたり、居心地の悪い気分を体験することもあるでしょう。夫はこうしてプレッシャーをかけることで、妻がもとのやり方に戻るだろうと思っているのです。

妻は、もしかしたら親戚や友人からも非難を受けるかもしれません。「意地が悪いぞ」といわれたり、夫につくさない悪妻だといわれたり……。

孤立感から、あなたはもとのやり方に逆戻りしたくなるでしょう。あなた自身のなかにも混乱が起こってきます。これまで夫を世話することで得てきた周囲の称賛を得られなくなり、夫や親戚から非難されると、恐くなってしまうのです。もとのやり方は、あなたにとってある意味で非常に心地よいものでした。「夫のために耐えしのんでつくす妻」というイメージは、魔力をもっています。なれ親しんできた「みじめさ」に戻りたいと思ったり、自分自身をかわいそうな被害者にしておきたい気持ちもあるかもしれません。

揺り戻しがきそうになったら、もう一度治療者と話しあってください。「やろう！　飲んでいる生活はつらくて困ることばかりだと夫が感じるように、妻はもっていこう」これが治療者があなたにできる最良のアドバイスです。

自助グループや家族教室、家族ミーティングにもぜひ参加を続けてください。周囲のプレッシャーに負けない勇気と自信を与えてくれます。

病気としての理解をふたたび

夫がなかなか断酒にふみきれないとき、家族は疲れ果ててやっぱりダメかと思ったり、うちは特別なのだと思って、あきらめてしまいそうになります。また、依存症という「病気」が問題なのだとわかっているはずなのに、思わず本人の意志の弱さを責めたくなったり、自分の努力の足りなさが原因だと落ち込んだりしてしまいます。

次のような思い込みが、いつのまにか忍びよっていませんか？

【こんなに家族が困っているのにお酒をやめられないなんて、意志が弱すぎる】

本人は、病的に強くなった飲酒欲求をコントロールできないのです。どんなに強い意志の持ち主だろうと、一人でこの飲酒欲求にうち勝つのは不可能です。だからこそ、専門治療や周囲の人の援助が必要なのです。

【結局酒が好きで飲んでいるのだから、飲んで死んでも本望だろう】

酒が好きで飲んでいるというより、「酔い」を求めて飲まずにはいられないのです。夫が「自分の金で飲んで何が悪い！」「飲んで死のうと自分の勝手だ！」などといっても、依存症という病気がいわせる言葉だと思って、そのまま信じないでください。

【自分は夫の被害者であり、犠牲者だ】

夫婦の間では、依存症という病気をめぐって誰が加害者で誰が被害者ということはありません。たがいに巻き込み、巻き込まれてここまできてしまったのです。悪いのは夫ではなく、今はとにかく病気が問題なのです。

【夫が酒をやめてくれないのは、自分の力が足りないからだ】

妻は今までも夫の飲酒問題について、自分の責任と考えて自分を責めたり、周囲の人からも責められてきたかもしれません。そのためにあなたの心は緊張と混乱と自責の念でズタズタになっています。実際は、誰が悪いのでもなく、依存症という病気の問題なのです。

【こうなったら、とにかく酒を飲ませないように見張っているしかない】

少し飲みすぎている程度の段階ならともかく、依存症の段階にいたると、酒そのものが問題なのではなく、酒を手にする人の心や体に生じた「病気」が問題なのです。この視点を忘れてしまったら、決して解決は得られません。

【治療をすすめると本人を怒らせるだけ、趣味をもたせれば立ち直るかもしれない】

本人の生活はお酒中心でたしかに無趣味な人間になっていますが、趣味をもてば断酒ができるなどということは決してありません。病気の回復には専門的な援助が必要です。断酒生活が落ち着いて初めて、趣味をもつなど生活の幅を広げることができます。

【今度こそ反省してもらって、飲まない約束をしてもらおう】

病気にかかっている人を責めたてて反省させ、「飲まない約束」をとりつけるのはあまり意味がありません。回復のためには、治療を受け入れる気持ちになってもらう必要があります。

【本人は酒の問題をまったく自覚していないから、断酒は無理だ】

できることならやめたいと思っているはずです。でもやめられずに悩んでいるのです。ところがまわりから問題を指摘されると、酒なしではいられないと思っているので、つっぱって問題を否認し、自分を守ろうとするのです。

説得のチャンスはどんなとき?

あなたはかつて、世間の目を気にして夫のお酒の借金を肩代わりしたり、夫に代わって会社に遅刻や欠勤の電話をしたり、失禁や嘔吐の後始末を酔っている間にしたり、酔って暴れてこわしたものを夫が知らない間に片づけたりしたことがあるはずです。

これらはもしかしたら断酒を説得するチャンスだったかもしれないのですが、それを知らなかったためにやり過ごしてしまったのです。

説得のチャンスとは、どんなときなのでしょうか。

簡単にいうと、「次の一杯が入るまでのしらふの時間に、本人が後悔と自責の念にかられているとき」です。

実は、こうしたチャンスはときどき訪れているのです。たとえばあなたの夫は、お酒が切れてしらふになっているとき、ふっとさびしそうな表情を見せたり、つらく苦しそうな様子を背中で感じさせることはありませんか?　あるいは、「やっぱり俺、飲みすぎかな……」「俺はもうダメだ」「酒をやめようかな」「病院に行こうか」とつぶやいたことはありませんか？　ひどい二日酔いで目覚めて、体はだるく、思い出すのはつらいことばかりのとき、次の一杯が入るまでの時間に、こんなことがあるはずです。

今までさんざん裏切られてきた家族は、ここぞとばかりに「だからいったじゃないの」「そんなの当然でしょう」「もう聞きあきたわよ」「何度もいってるけどどうせ三日と続かないんでしょ」と反応してしまったり、軽蔑の目で見てしまったりします。そうやってチャンスを逃し、夫は傷ついて、また飲酒が始まるのです。

そんなとき、意見をしたり、批判したりせずに、「あなたも苦しいのね」「つらいのね」「私もつらいの」と言葉をかけて、夫と同じところに立つのです。そこから説得を始めれば、夫はあなたの言葉に耳を傾けるでしょう。

落ち着いて心から話をするためには、妻のあなたが夫の回復を心から望み、きっと回復すると信じることが必要です。今の私にはとてもムリ、と思ったら、あなたの心が健康さをとりもどすときをあせらず待ちましょう。あなたが健康になれば、やさしさも強さもよみがえってきます。そのときが、夫にとってもお酒をやめるチャンスなのです。

さらに状態が悪化して、本人が経済的に行き詰まったり、飲酒による仕事上の不始末で職を失いそうになったり、警察ざたを起こしたり、連続飲酒の果てに体がもう一滴もお酒を受けつけなくなったときも、やはりチャンスです。家族は「いよいよ最悪の事態だ」と落ち込んだりあわてたりせず、やさしく、しかしきっぱりと本人に向かいあって治療をすすめてください。

アメリカでは、企業がＥＡＰ（従業員援助プログラム）というシステムをもっていて、飲酒問題をかかえる社員に対し、上司、産業医、家族などが一堂に会して治療への説得が行なわれ、効果を上げています。日本でも、職場の協力によって回復に向かう例がふえています。

一度の説得では成功しないこともあります。しかしがっかりすることはありません。夫の心に一つのくさびを打ち込んだことにはちがいないのです。チャンスはまためぐってきます。

覚悟を決めよう

説得を成功させるには、あらかじめ妻や周囲の人が飲酒の不始末の尻拭いをやめている必要があります。家族は世間体を気にしてはいられないのはもちろんのこと、減収や、いざとなったら失業も覚悟してください。

妻が夫の暴力や暴言に屈しないと、夫はさらに脅しをかけていうことをきかせようとするかもしれません。一時的には事態の悪化が予想されますが、それにも屈しなければあきらめてその手は使わなくなります。いよいよのときには、警察や周囲の助けを求めて対処する勇気をもってください。あなたや子どもの身に危険を感じたら、安全に避難できる場所を確保しておくことです。あなたが暴力に耐えても、なにもプラスにはなりません。夫はそれで気がすむわけではなく、むしろ家族を傷つけたことで自分も傷ついてしまうのです。

私の経験では、夫を一人残して家族がみんな家を出ることで、チャンスが訪れた例がありま す。たとえば、ある妻は、暴力に耐えかねて家を飛びだしたあと、「父を残して出てきたので心配だ」と病院にやってきました。ここに至っては説得のきっかけをつかむまでがんばるように話し、父親も本人が酔って寝ている間に家を離れました。数日後、誰もいない家で一人で飲んでいるところに妻が電話をかけて受診をすすめたところ、本人は了解し、それからは断酒が続いています。

家族が一時的に夫のもとを離れることは、説得のために非常に有効です。妻は心の準備ができ、夫は「どうして家族に見放されたのだろう」「どうやったら戻ってくれるのか」と一人でくりかえし考えるからです。もちろん、家を出るのは軽い気持ちでできることではありません。説得に成功した妻たちにとって、家を出るのは「もはやこれしか方法がない」というぎりぎりの選択だったのです。そんなぎりぎりのときに、一歩も引かない覚悟ができるかどうかが、成功の鍵になります。夫は飲み続けることを選択する場合もありうるのだという覚悟も決めたうえで、あなたがそのときとるべき態度をよくよく考え、実行してください。あとで後悔しないためです。

味方をつくろう

周囲の人の協力が得られれば、説得は成功しやすくなります。まずはあなたがアルコールの専門医療機関や保健所などに行って、専門家の協力を求めましょう。

同居している家族に、依存症という病気についての認識をもってもらいましょう。パンフレットを読んでもらったり、家族向け治療プログラムや自助グループなどに参加してもらい、家族の方針が一致すれば説得がやりやすくなります。

夫の職場の上司、夫がいつも通っている内科医、夫が一目置いている親戚の人など、夫に強い影響力をもっている人を味方につけると有力です。

夫の飲酒問題をなんとか職場に知られないようにと、がんばってしまう家族が多いのですが、たいていの上司は問題に気づいています。依存症という病気のことを話して、協力を求めましょう。上司から治療を命令されることは、きっかけとして非常に強力です。断酒が始まってからも上司は有力な援軍になってくれます。「会社に内緒で治療を受けさせる」という方法は、極力避けてほしいものです。

かかりつけの内科医からの説得も、かなり有力です。内科医が依存症について理解していないと、表面にあらわれた症状だけを楽にして「飲める体」に戻してしまうことが多いのですが、最近では依存症の治療に協力的な内科医もふえています。内科医と夫への対応について話しあってみるとよいでしょう。

親戚の態度を一致させるのは、かなり時間がかかることがあります。妻のなかには、親戚中にパンフレットを配ったり、親戚と一緒に家族向けの治療プログラムに参加して、理解を得た人もいます。しかし親戚のなかには「精神病院に入院させるのはかわいそう」「体裁が悪い」「本人がこうなったのは妻のせい」などの考え方が根強い場合もありますから、こうした横ヤリにふりまわされない覚悟が必要です。一人でも味方ができれば、ずっと楽になります。

こうした周囲の態勢をあなたがすべて整えようと走り回る必要はありません。できる範囲で協力者を探してみましょう。

入院がきっかけで、周囲の協力態勢ができることもあります。たとえばあるケースでは、親戚の理解がなかなか得られず、親戚が強硬に内科への入院を主張しました。ところがそこで入院を断わられ、アルコール病棟に入院が決まったのです。入院に際して、治療者が親戚一同を集め、これからの方針を確認しました。本人は「とうとうみんなから見捨てられた」と思ってどん底を味わい、治療に積極的になったのです。

本人が治療を受け入れたあとの回復にも、周囲の人の態度は大きく影響しますから、徐々に理解を求めていきましょう。周囲との不一致に悩んだ場合は、治療者に相談してください。

上手な説得の方法

説得を試みる前に、一度伏線をはっておくことをすすめます。夫の目の届くところに依存症に関する記事やパンフレットをさりげなく置いてみましょう。本人は内心とても気になっていますから、家族のいないすきにこっそり読むことが多いのです。

妻や家族がカウンセリングを受けたり、ミーティングなどに参加していることも夫に知らせましょう。恩にきせるような口調で「あなたのためにやっているのだ」というのではなく、家族自身が健康な生き方をするために、治療を受けたりさまざまな努力をしているのだということを告げてください。

さて、実際の説得にあたるのは妻でもいいし、妻を中心とした関係者全員が集まるのも効果的です。夫が一目置いているような人が中心になるのもよいでしょう。場合によっては子どもの心からのひとことが、夫を動かす決定打になることもあります。

妻が家を出たり、夫が当然と期待している手助けをしなかったりしたことでチャンスが訪れた場合は、夫は一時的に妻を恨んだり、見捨てられたと思うかもしれません。こんなときは、他の人の説得が有効な場合があります。そのためには、周到な準備とうちあわせによるチームワークが必要です。説得にあたる人は、次のことに気をつけてください。

A 依存症者を厄介者として排除する気持ちをもたない

もしこうした気持ちがあれば、説得は失敗します。あくまでも本人のために、あたたかく治療をすすめる態度が必要です。「家族や周囲のみんなが本人を必要としているからこそ回復してもらいたいのだ」という気持ちを伝えることです。

B 依存症者の回復したい気持ちを信じる

本人にとって不可能でつらいだけのことを「要求」しているのではなく、内心では今の状態から抜けだしたいのにその方法がわからず苦しんでいる人を「援助」するのです。この人も本当は回復したいのだという確信をもってください。

C 否認をつきくずす「事実」を準備する

本人は必死で飲酒の問題を認めまいとします。飲酒中の記憶があいまいで、やったことを覚えていない場合もあります。飲酒にまつわる具体的なエピソードをまとめておき、冷静に事実を指摘しましょう。

D 感情的、攻撃的、批判的にならない

話をするとき、感情的になって泣きだしたり、怒って責めたてたり、欠点をあげつらうような態度をとると逆効果です。冷静に事実を伝えられるよう、気持ちを整理しておきましょう。数人で説得にあたる場合は、どうやって話をするか、練習しておくとよいでしょう。

E 専門的な援助の必要性を伝える

本人がいくら誓いをたてても、一人でお酒をやめることはできません。専門医療機関では、離脱症状の治療、依存症についての教育、家族関係の改善など、本人と家族を援助するさまざまなプログラムをもっています。こうした援助を受ける必要性を伝えましょう。

F 精神科受診への抵抗をとりのぞく

内科入院などの妥協はまわり道につながり、その間にも依存症は進行していきます。受診する専門医療機関を決めておいてください。家族などが事前に入院病棟を見学し、確信をもって説得できるようにするのも一つの方法です。なお本人の状態によっては外来で治療できますので、治療者の判断にしたがってください。

G 本人の決断を喜ぶ気持ちを伝える

お酒ぬきの人生を始める決断をするのは、本人にとってたいへんな勇気がいることです。その決断をうれしく思う気持ちをありのまま表現してください。本人にとってはいやいやの選択かもしれませんが、このときの家族や関係者の言葉が大きなはげみになります。

入院治療の理解

私は、アルコール依存症の治療は外来が原則と考えています。社会生活を維持しながら、お酒をやめて回復をめざすのがベストなのです。しかし現実には、入院が必要な場合がかなりあります。一つは離脱症状が重くて、外来でお酒を切るのが危険をともなうとき。もう一つは依存症の合併症が進行していて、そのための入院治療が並行して必要であるとき。さらに、外来での治療が効果を上げていなかったり、効果を上げないことが予想される場合もあります。

入院治療は、あくまで回復のためのウォーミングアップであることを理解しておいてください。退院後に断酒生活のマラソンレースが始まるのです。「すっかり治るまで入院させておく」ということはできません。なかには、本人の飲酒問題を家族が支えきれなくなり、「なんでもいいから入院させてほしい」といってくることがありますが、本人の治療への意欲がまったくないままでの入院が効果を上げることはまれです。遠回りのようでも、なんとか本人への説得を試みてください。

当院（三重県立こころの医療センター）の場合を中心に入院中のプログラムを説明しますので、参考にしてください。

入院期間は、原則として三ヵ月です。

入院直後は、離脱症状に対する治療と合併症に関する検査・治療が中心になります。普通は入院時から開放の一般病室に入りますが、入院時に飲酒している場合や、離脱症状が重く幻覚などの出現が予想される場合のみ、保護室で過ごすことになります。離脱期を過ぎれば一般病室に入ります。

患者さんはアルコール依存症に関する勉強会に参加し、回復の段階に応じて個人面接による精神療法を行ないます。お酒なしでリラックスしたりストレスを発散するトレーニング、自分を上手に表現するトレーニング、お酒を断わるトレーニングなども行ないます。

飲酒で失った生活のバランスをとりもどし、しらふの楽しさを味わうために、陶芸などの「作業療法」や、体力に応じた運動、レクリエーションも行ないます。飲酒生活で栄養のバランスがくずれているため、栄養指導で食生活に関して学んでもらいます。

入院中に院内断酒会に参加したり、院外の断酒会に出たりします。退院者との合同ミーティングもあります。スタッフと入院患者とのミーティングもあり、病棟の運営はここでの話しあいをもとにすすめられます。

家族向けには、入院者の家族が体験を交換しあうミーティング、昼食会をはさんだ一日勉強会があります。家族が精神療法やその他の療法を受けることもできます。

家族は、本人が入院したことで、肩の荷をおろした気分になることでしょう。ここまでにはたいへんな苦労があったのですから、ホッとするのは当然のことです。ただし「本人はすっかり病院におまかせ」と考えて家族が手を引いてしまうと、回復は続きません。ですから、本人の治療に協力するとともに、病院の家族向けプログラムには積極的に参加することをすすめます。夫の退院後の生活への不安がとりのぞかれ、余裕をもって夫を迎え入れることができるようになります。

なお、一般的な治療法ではありませんが、当院でとくにすすめているのが「自律訓練法」「内観療法」「家族統合療法」です。

自律訓練法は自己催眠療法の一種で、断酒後の不眠、イライラ、短気を自分で上手にコントロールする方法を医師の指導によってマスターします。

内観療法は外界から遮断された空間で行なわれる日本独自の療法で、ありのままの自分を発見し、対人関係のゆがみをとりのぞくためのものです。

家族統合療法は、家族療法の専門家によって行なわれ、家族全体が変化するよう治療を進めます。家族メンバーの相互作用を活用しながら、本人の回復の程度に応じて変化のスピードを調節し、本人と家族が足並みをそろえて回復できるよう援助します。

いずれも、非常に有効性の高い治療法です。

説得の準備はできたか?

さて、あなたの側の準備は整いましたか?

次の「準備度チェックリスト」をやってみてください。夫がすでに治療を受けたり断酒している場合にも、夫をとりまく環境が「回復を続けるのに適しているかどうか」のチェックとしてやってみるとよいでしょう。

くれぐれもいっておきますが、こうした準備が全部整わなければ説得できないということではありません。準備としてもっとも大切なのは、①夫が病気であると理解すること、②治療の必要性を理解すること、③あなた自身が変わる必要性を理解すること、です。この三つの準備が整い、あなたが「やれる」と思ったときに説得を開始してください。それが成功したら、あとは夫の入院中や通院中に依存症についての理解を深め、対応のしかたを身につけていけばよいのです。その段階で準備度チェックの項目が徐々に埋まっていくと思います。

チャンスをつかむ準備度チェックリスト

「満点」をとる必要はありません。
どれぐらい態勢が整っているか、これからどこを固めるかの目安にしてください。

＜病気の知識＞

□節酒は問題の解決にならず、断酒が必要だと考えるようになった。

□お酒のことで説教をしたり責めてもムダだとわかった。
□飲まない約束をとりつけてもムダだとわかった。
□お酒を隠したり飲む量を測ったりしてもムダだとわかった。
□専門医療機関のカウンセリングや保健所の酒害相談などにいった。
□依存症に関する本やパンフレットを読んだ。
□病院や保健所、精神保健センターの家族教室、自助グループなどに参加している。
□夫の意志が弱いのではなく、依存症という病気が問題なのだとわかった。
□夫が断酒するためには、専門的な援助や自助グループへの参加が不可欠だとわかった。
□自助グループで回復者に出会って、必ず回復すると信じられるようになった。

＜対応の変化＞

□夫の飲酒の口実に耳を貸すのをやめた。
□夫が飲むのは妻の私が悪いのだと考えるのをやめた。
□夫の飲酒の不始末の尻拭いをやめた。
□夫の暴力・暴言に巻き込まれない方法を考えるようになった。
□世間体を気にするのをやめた。

□夫さえいなければいいのにと考えるのをやめた。
□自分は夫の犠牲者だと考えるのをやめた。
□夫に対して「この人も苦しんでいるのだなあ」と思えるようになった。
□「飲んで死んで何が悪い！」などと夫がいっても、言葉どおり受け取るのをやめた。
□断酒のためには家族が一致してあたる必要があるとわかった。

＜準備の行動＞

□医療機関などでもらった依存症に関するパンフレットを、夫の目につくところに置いた。
□自分が家族教室や自助グループに参加していることを夫に知らせた。
□子どもに夫が依存症という病気であることを知らせ、理解を求めた。
□自分と夫の両親に夫が依存症という病気であることを知らせ協力を求めた。
□家族で夫の病気への対応について率直に話しあうようになった。
□かかりつけの内科医に、夫が依存症という病気であることを知らせ協力を求めた。
□夫の職場の上司などに、夫が依存症という病気であることを知らせ協力を求めた。
□親戚に夫が依存症という病気であることを知らせ協力を求めた。
□夫が治療を受ける病院の見当をつけ、スタッフと話しあった。

□自分の気持ちをどうやって夫に伝えるか考えてみた。
□夫の説得に協力してくれる有力な人を見つけ、説得の方法について話しあった。

長い長い三日間

38歳・妻

何度も夫との別居を考えましたが、一人で子どもたちを育てる自信がありませんでした。

子どもが夏休みに入り、外は太陽が輝いているのに、家の中はみんなが息をひそめて静まりかえっていました。いつから飲んでいるのか、朝からただ寝ているだけの夫を見ているうち、「やっぱり家を出よう」と思いました。それでも決心のつかぬまま、下の娘に「おばちゃんちに遊びにいく?」というと、うれしそうな顔をしたので、急いで荷物をまとめ、インスタント食品をテーブルの上に置き、子どもたちの手を引いて家を出ました。

バスに乗っていても、電車を待っていても「寝たばこをするから危ないなあ」「夫に万一のことがあったら子どもにも恨まれるだろう」と、そんなことばかり考えていました。

頼っていった妹の家では、一日中心配で何も手につきませんでした。翌日会社に電話すると欠勤、次の日も欠勤でした。三日目の晩、待ちに待った連絡がきました。夫が私の実家に助けを求めたのです。とるものもとりあえず帰ってみると、夫は洗面器をかかえて、もう口から出るものは何もないのにうめき続けていました。見るも痛ましい姿でしたが、とにかく生きていてくれてホッとしました。

夫は「もうわかった。自分は酒の飲めない体や。机の中のウイスキーほかしてくれ」といいました。夫を生かすか殺すかの、長い長い三日間でした。

体験

五分五分の賭け

36歳・妻

新聞に病院のことが連載されたのを読んで、電話帳で調べて一人で相談に出かけました。家族の対応について教えてもらい、依存症のパンフレットをもらってきました。夫はこっそりそのパンフレットを読み、反省したようです。でも一ヵ月半後、また隠れ飲みが始まりました。私はパンフレットをコピーして親戚や友人などに配り、チャンスを待ちました。説得のチャンスは三度訪れましたが、二回は失敗に終わりました。私がいったん家を出たものの、子どもをおいてきたためその日のうちに心配になって戻ったり、夫からの電話が鳴り続けてどうしようもなく、断酒の約束もできないまま帰宅したからです。三回目は、上の子は夫の親元へ、下の子は私の実家に連れて帰りました。私と子どもが家を出たあと、姉の夫と私の父がうちあわせどおり説得にあたりました。今度こそという期待と、ダメなら離婚しかないという気持ちがあり、まさに五分五分の賭けでした。

姉の夫は夫が尊敬していた人だったので、うまくいったのだと思います。夫は受診を承諾し、私は家に戻りましたが、いざ玄関を出るときになって受診をしぶりだしました。私は「それなら一人で行きます」と歩き出し、駆けつけた夫の父もあとに続きました。すると夫も、とぼとぼとついてきたのです。私が初めて病院に行ってから、一年後でした。入院することになり、病室で荷物を片づけているとき、私の口から思わず「こうなったのは私にも責任があったのよ」という言葉が出ました。夫は飲まないときはやさしい人だし、入院という形で追い込まれた姿を見て、かわいそうになったのです。あとになって夫は「あの言葉を聞いて、本当にがんばろうと決心がついた」としみじみいうのです。

飲んだらつまらん　53歳・夫

私は、酒を飲みながら仕事もがんばってやっていましたが、子どもの問題がひどいストレスになっていました。三人の子どものうち、もっとも期待をかけていた長男が、親に反抗してシンナーをやりだし、とうとう高校を退学になったのです。その頃から急に酒量がふえ、肝硬変といわれても酒がやめられず、入院しました。

断酒しなければならないのはわかったのですが、子どもが心配で落ち着けず、親子がたがいに足の引っぱりあいをする状態が続きました。子どもに何かあるとこだわって飲み、一杯入ると切れなくなり、夜、酒がないと裏山の墓地からお供えの酒をとってきて飲んだ

体験

こともありました。罰があたるといかんと思い、昼になると買ってきたワンカップを戻しておきました。酒を切ろうにも飲酒欲求をおさえられず、自分から入院を求めていきました。

あまり同じような飲酒をくりかえすので、主治医に「今度飲んだら入院お断わり」といわれました。しかし飲んでしまい、主治医が断わるので、三重県知事に電話して「三重県民を県立病院が入院させないのはなんでや」とゴネました。主治医はよけい怒って、入院させてくれませんでした。例によってあちこち電話しているうちに、電話局と口論になり、電話局に灯油をもって怒鳴りこみ、そこで現行犯逮捕されました。どうしてそんなことをしたのかまったく覚えていません。警察ルートなので主治医も入院を断われず、それが最後の入院になりました。

入院中は落ち着かず、スッとするからとスプライトを一日に二〇本まとめて飲んだり、自分から保護室に入れてもらったりしました。

子どもがその頃にはもう、立ち直ってきていました。シンナー、暴走族、あげくの果てには暴力団事務所にも出入りし、そこで自分が上手に利用されていることに気がつき、好きな人ができて結婚したのを機に立ち直っていったのです。自分が息子のことを心配してやっていたのに、心配していた子どもが立ち直り、最後に残ったのが自分の飲酒の問題でした。

結局、自分で「酒飲んでいたら、つまらん」と気づいたのです。その時は、よーしやめようという意気込みはなく、ただ、飲んだらつまらんという思いでした。一一回目の入院でそこに気づいて、今、三年になります。

一年目のチャンス　49歳・妻

病院に相談に通うようになってから、夫が悪いのではない、酒が悪いのだと思えるようになってきました。夫を変えるよりも自分が変わっていけばよいのだと思って、チャンスを待っていました。

あるとき夫が妹の結婚式で泥酔して、以前つきあっていた女性のところへ行きました。もう絶対会わない、電話もしないと約束していたのに。帰ってきた夫の顔を見て、はらわたが煮えくりかえりました。以前ならそうやって私が激怒して大喧嘩になり、夫は殴る蹴るで酒が続いたのです。でもちょっと待て、どうしたらいいのだろうと、夫がしらふになるまで何度も考えました。

「このことは私一人の胸におさめておくから、その代わり私のいうことを聞いて」と冷静

体験

に話すことができました。わかってくれなければ離婚しかないと思いました。夫は殴りかかってきて、その勢いで家を飛びだしました。私は追いかけたい気持ちをこらえて、そのままにしておきました。しばらくして夫から電話がかかりました。「どうしたら許してくれるか」というのです。その後は夫も荒れなくなり、とうとう受診を約束しました。私が初めて相談にいってから一年で、治療を受けることになったのです。

私はこれまで、夫がいうことにすぐ反応してケンカになっていました。でも、このごろはなんで夫はこんなことをいうのだろうかと考えるようになり、自然に話に「間」があき、夫も不安になって「何考えてるんや」といい、ケンカがおさまるようになってきました。

第3章

断酒が始まったとき知っておくこと

夫婦で読むページ

飲まない生活は、本人にとっても家族にとってもすばらしいものです。ただし、すばらしさが本当に実感できるまでには、ある程度の時間がかかります。

回復は、決して直線コースをたどるわけではありません。断酒が始まってから少なくとも一年間は、本人も家族も気分の動揺が大きく、再飲酒が起こりやすい不安定な時期と考えてください。

あらかじめ回復のコースの見通しをつけておき、余裕をもって対処しましょう。

二人三脚でゆっくりすすもう

断酒へのスタートラインに立ったということは、飲んで死ぬ道を捨てて、飲まずに生きる道を選んだことです。「しらふで生きることを選ぶ」のは、もっとも勇気ある、祝福すべき選択です。

ただし、回復への道は決して平坦ではありません。

家族や周囲の人からすれば、あれだけお酒に苦しみかつ周囲を苦しませてきた人が、お酒をやめるのは当然のことに思えるかもしれません。しかし本人にとってみれば、お酒をやめるのは至難のわざです。酔いという杖に寄りかかって生きていた人が杖なしで歩き始めるのですから、最初から順調にいくとはかぎりません。

たとえば、しばらくの間は飲んだりやめたりをくりかえしたり、ひょっとしてうまく飲めるのではないだろうかとふたたび挑戦してみたり、自分はいつでもやめられると考えて飲み始めたりするかもしれません。こうやって、結局もとの飲み方に逆戻りしてしまい、自分は本当に「飲めないのだ」と体で納得する人もいるのです。

飲まない生活は、最初の数ヵ月か数年の間、夫婦が期待したようなものではないかもしれません。回復の一歩一歩は、本人にとっても家族にとっても、あまりにもどかしい歩みと感じられるでしょう。しかし、本人は決してあせらないこと、まわりは余裕をもってあたたかく見守ることです。

どんなコースで回復がすすむか

アルコール依存症は、一定の回復過程を歩むことが知られています。順調に回復がすすんだ場合のモデルが72ページから76ページの表です。それぞれの時期にどんな問題が起きやすいかを知って、あらかじめそれに対処する心構えをしておけば、本人にとっても家族にとっても断酒はずっと楽になります。

離脱期

断酒開始〜一週間

【主な症状】

●離脱症状の出現

●イライラしたり、感情が不安定

●強い飲酒欲求

【本人の課題】

○離脱症状の治療

○発見された合併症の治療開始

○治療の意味と断酒の必要性を理解する

○抗酒剤の服用を開始する

○自助グループとの出会い、またはその準備をする

【家族の課題】

●回復を信じる

●あたたかくはげます

●自宅で離脱期をむかえる場合は身体面のケア

●身体面のケアをしながら、本人との関係を少しずつ修復する

【注意事項】

○治療中断を絶対に避ける

静穏期

断酒一週間～一カ月前後

【主な症状】
●（離脱症状がおさまる）
●（精神的に安定する）

【本人の課題】
○依存症について学習する
○飲めない自覚をつくる
○抗酒剤服用の習慣をつくる
○自助グループに積極的に参加する

【家族の課題】
●本人の治療に協力する
●家族自身の不健康な生き方に気づく
●家族向けプログラムに積極的に参加する
●家族自身の回復のために自助グループに参加する

【注意事項】
○次にやってくる嵐に備え、油断しない
○断酒宣言を始める

再飲酒危機期

断酒一カ月前後〜一年前後

【主な症状】
●安定した状態と不安定な状態をくりかえすことがある
●不安定なときは、落ち込み、あせり、怒り、不眠、飲酒欲求が生じやすい
●家族関係のゆがみや仕事へのあせりが危機を招きやすい

【本人の課題】
○定期的な通院で危機を予防し、危機がやってきても乗り越える
○抗酒剤の服用習慣と自助グループの仲間の体験談がこの時期に「生きる」

【家族の課題】
●口論にのらず、落ち着いた雰囲気づくりを心かける
●過去のことでグチをいわない
●本人への期待はおさえめに
●世話のやきすぎに注意
●万一飲酒しても絶対にあきらめず、それをテコにする

【注意事項】
○波状的に危機がやってきても、徐々に安定へと向かう
○危機の予防と予測が大切
○仕事の復帰にあせらず、疲労に注意
○困ったことは早めに専門家に相談を

生活の再構築期

断酒一年前後～三年前後

【主な症状】
●ストレスへの弱さは残っているが、すぐには飲酒に結びつかない
●複雑、重大な問題があると混乱しやすい
●家族関係のゆがみはまだ残る

【本人の課題】
○自助グループのなかで自分の発見につとめる
○自助グループのなかでの役割を引き受けていく
○夫婦関係、親子関係の再構築
○柔軟な思考法と、バランスのとれた生き方を身につける

【家族の課題】
●不健康な生き方からの回復にとりくむ
●夫婦関係、親子関係の再構築
●自分の気持ちを上手に伝える
●自分自身の楽しみを見つける

【注意事項】
○仕事は徐々にやっていく
○夫婦ともに「のめり込み」のないライフスタイルづくり
○夫婦で見つめあい、親密さを育てていく

安定期

断酒三年以降

【主な症状】

●「生活の再構築期」の課題が、まだ残されている場合がある

●ライフサイクル上の転機が危機になる場合がある

【本人の課題】

○新たな生き方を充実させていく

○生活のなかでの楽しみや、趣味を発見していく

○自助グループのなかで自分をモニターし続ける

【家族の課題】

●ライフサイクル上の危機を本人とともにのりきる

●自助グループのなかで自分をモニターし続ける

【注意事項】

○初心を忘れずに

○夫婦、家族の親密さを深めていく

○自助グループから離れないことが大切

回復過程を簡単に説明しておきましょう。

断酒が始まったときには、離脱症状のためにイライラしたり落ち着かず、この苦痛を逃れるために飲みたい気持ちが強くなります。これが「離脱期」です。家族にもいろいろとムリをいいますが、必ず落ち着いてきますから安心してください。家族は本人の回復したいという気持ちを信じて、治療中断にならないようにはげましてください。およそ一週間で、このつらい時期をのりきることができます。

次に「静穏期」がやってきます。今までの苦しみがウソのように、本人も家族も安定する時期です。本人はだいぶ冷静にものを見ることができるようになり、依存症という病気を理解し始め、家族と普通に言葉をかわすようになります。入院中の人は妻や子どもが見舞いにくるのが楽しみになります。家族はこの時期の間に疲れきった神経を休めるとともに、本人に対してお酒をやめたことを喜ぶ気持ちを伝えましょう。

このまま直線コースで回復すれば楽なのですが、揺り戻しがやってきます。「再飲酒危機期」です。断酒後一ヵ月から一年ぐらいまでの間、本人は不眠やあせり、落ち込みに襲われやすくなります。断酒直後の離脱症状を〝急性〟のものとすれば、これは〝慢性〟の離脱症状といってもいいでしょう。家族も神経がはりつめやすい時期です。本人も家族も、絶対にお酒はやめられるという当初の確信や期待が揺らぎ、本当にやめられるのだろうかと不安がきざしてきます。入院中の人は、退院したらどうなるだろうかと恐ろしくなったりします。たいていの患者さんは、こうした不安を胸に退院していきます。

けれど、これは回復にはむしろ必要な時期なのです。なかには、断酒など簡単なことだ、もう二度とお世話にならないとタカをくくって退院していく人がいますが、続かないのです。この時期に本人も家族も断酒のむずかしさに真っ向から直面し、ちゅうちょせずに助けを求める必要があることを理解してこそ、その後の断酒が続くのです。

一年を過ぎると、慢性の離脱症状もおさまってきます。体からお酒がぬけるだけでなく、頭からも完全にお酒がぬけて、普通にものを考えたり行動したりできるようになるのです。こうして、新しいしらふのライフスタイルをつくっていくための課題にとりくむ「生活の再構築期」に入ります。夫婦関係の修復、生きがいの獲得、親子関係の修復などのとりくみが始まります。親戚との関係や職場の人間関係も回復してきます。いわば、健康な生き方への切符を手にする時期です。

こうした課題をクリアすると、「安定期」に入ることができます。ここからは、自助グループのなかで、不健康な心の状態に逆戻りしないよう自分をモニターし続けること、まだ残っている問題の解決にとりくむことが重要になります。さらに、肉親や配偶者との死別や子どもの巣立ち、自分の老いといった人生の波を、上手にのりきる力を獲得することです。

なお、この章では「離脱期」から「再飲酒危機期」までを中心に説明し、新しい家族関係やライフスタイルをつくっていくことについては、第四章と第五章でくわしくふれます。

回復過程につきあうコツ

断酒初期の家族関係は、本人の回復を中心に展開していきます。

とくに、「再飲酒危機期」への家族の対応は大事です。入院治療を受けた場合は、家族は「再飲酒危機期」の真っただ中にいる本人を迎え入れることになります。この状態で家族生活を経験することは、その後の回復のためにたいへん重要です。お酒との総力戦を家族も一緒に切りぬけることで、いろいろな「武器」を使い慣れることができ、そのあとでどんな危機がやってきてもあわてずにすむからです。

大事なのは、断酒を始めた本人はストレスに非常に弱い状態から徐々に回復していく、という理解です。これをふまえたうえで、断酒が安定するまでの回復過程に家族がうまくつきあうコツを説明しましょう。

期待はおさえる

お酒をやめたからには短気をなおしてほしい、仕事をしてほしい、父親の役目を果たしてほしいなど、家族は本人にいろいろ期待していると思います。しかし、期待は今のところおさえてください。本人はしばらくの間飲まないことで精いっぱいです。家族からの期待が大きすぎると、それに一生懸命応えようとして押しつぶされてしまいます。

問題解決は一歩ずつ

断酒が始まった時点では、夫婦の仲がぎくしゃくしていたり、子どもの心身にストレスからくる問題が出ていたり、借金がたくさんあったり、これからの生活の見通しがたっていなかったり、多くの問題が山積みしています。どの家族もそうなのです。一挙に手をつけようとせず、時間をかけて一つずつ問題を解決していってください。

口論にのらない

依存症者の多くはきちょうめんでせっかちです。こんな性格に加えて、断酒の初期には感情が不安定で、なぜだかわからないがむしょうに腹がたってきます。こんなとき、家族が同じ土俵で相撲をとっているとたいへんです。「今が危ない時期なのだな」と自覚しながら、上手に危機をのりきってください。嵐が吹き荒れそうになったら、あなたの感情の帆をそっとたたむのです。ケンカして勝つ必要はないのですから、おおらかに受け流してください。

急激な変化は避ける

一日の生活パターンが変わるのはそれだけでストレスになります。今までの習慣は、少しずつ健康的なものに変えていくようにしましょう。仕事、とくに新しい職場は大きなストレスの原因になります。本人は今までの負債をとりかえそうとあせる傾向が強いですから、家族はそれにブレーキをかけるぐらいでちょうどよいのです。

あたかかく言葉をかける

お酒をやめたのを家族がうれしく思っていることを、言葉で伝えましょう。ちょっとしたよい変化にも、惜しみない称賛をおくってください。家族は長年の間に感情を表現しない習慣が身についているので、意識的にしないとむずかしいものです。家族、とくに子どもの言葉は本人にとって大きなはげましになります。「子どもにいわせる」のではなく、何かあったときに「お父さんに相談してみたら?」と自然にうながすなど、家族がたがいにあたたかく言葉をかけあう雰囲気をつくりましょう。

家庭内の役割を返していく

回復がすすむにつれ、妻が事実上代行してきた「夫としての役割」や「父親としての役割」を夫に返していくことになります。その時期は家族によってさまざまですが、一度返した役割は、信頼して夫にまかせる心構えが必要です。夫のやり方や、やったことの結果が気に入らなくても非難してはいけません。妻は内心、夫の断酒が家庭内での自分の役割や地位を脅かしているように感じて、無意識のうちに夫の飲酒を望むことがあります。夫のあげ足をとったり、夫が新しい生活のなかでもがき苦しんでいるのを見てひそかな満足感を感じたりしたら、妻は最初の目標を見失っていることになります。

あせらずゆっくり

急ピッチの回復は揺り戻しも大きく、かえって危険です。たとえば、断酒してすぐに始めた仕事が成功し、あっというまに経済的に安定し、続いて子どもが有名校に合格し……こうして向かうところ敵なしと進んでいた人が、早々と目的を達成してがっくりきたかのように飲んでしまったことがあります。急ぐと途中で息切れがして、「仕事がうまくいきさえすれば」「お金の心配さえなくなれば」「子どもの進学がうまくいきさえすれば」飲めるという考えが、いつのまにか忍びこんでしまいます。

専門家の指示に従う

専門家は経験を積んでいます。回復過程も熟知しています。一人であれこれ悩むより、積極的に相談してください。うまくいかなくて恥ずかしいからと隠したり、いいところを見せようとせず、何事もガラス張りでいきましょう。専門家のアドバイスがあれば、安心感をもって回復過程につきあうことができます。

夫婦で飲まない生活の工夫を

断酒を続けるために役だつ方法がいろいろあります。ここではまず「抗酒剤」「自助グループ」

「通院」「断酒宣言」の四つをあげておきます。これらは「断酒の四原則」といってよいでしょう。上手に活用することによって大きな力を発揮します。

なかには、抗酒剤を使わずに断酒会やAAなどの自助グループに通うことで断酒を続けたり、自助グループに参加せず通院だけでうまくいく人が少数ながらいます。しかし、通院も自助グループも周囲の理解もない孤立無援の状態で「一人で酒ぐらいやめてやる」というのは先が見えています。

夫婦の間で「酒をやめてやる」「やめさせてやる」という態度は禁物です。妻が夫に対し、抗酒剤の使用や自助グループ参加などを強制するのは逆効果になります。二人でよく話しあって、相互の了解のもとにとるべき方法を選択しましょう。

1 抗酒剤

私は、少なくとも「再飲酒危機期」が終わる一年までは、抗酒剤の服用をすすめています。抗酒剤はお酒を嫌いにするものではありません。アルコールからできる「アセトアルデヒド」の分解を阻害して、飲むとたいへん不快な気分にさせるのです。抗酒剤を飲んでいることで、「今日はお酒を飲めない」と気持ちをふっきり、一時的な心の動揺による飲酒を防ぐことができます。
抗酒剤は、家族の前で服用しましょう。積極的な断酒の意志を行動で示すことは、家族の不安をとりのぞき、やすらぎを与えます。これがおたがいの信頼関係をつくるもとにもなります。家族は、抗酒剤の服用を監視したり、強制的に飲ませる態度をとらないでください。あくまで本人との約束にもとづいての「立会人」として、服用を見届けることです。本人に内緒で抗酒剤を飲み物などに入れるのは、絶対にやめてください。抗酒剤を飲まされているのを知らずに飲酒したりすると、ショック症状を起こすこともありたいへん危険です。

本人が抗酒剤なしでも断酒できると自信をもっていたり、飲むことを家族に命令されたように感じて反発し、服薬に同意しないこともあります。この場合は、抗酒剤なしでうまくいけばそれでよいし、うまくいかなければ、飲酒したという結果に直面することによって、あるいは家族関係の調整によって、抗酒剤を上手に活用できるようになります。

一年を過ぎてからは、医師の指示に従って服用を継続するか、気持ちの動揺が激しいときや酒席に出なければならないときなどに、臨機応変に活用するとよいでしょう。

抗酒剤だけに頼らずに、自助グループに通ったり、自分の内面の不健康さをいやしていく努力を忘れないでください。家族も抗酒剤があるからと安心せず、家族自身の回復をめざしてください。

2 自助グループ

断酒会やAAなどの自助グループへの参加は、回復のためにたいへん重要です。最初の六ヵ月ぐらいは自助グループの雰囲気になじめないかもしれません。「みんなここにきているときだけ酒をやめているのにちがいない」と疑ったり、「自分には断酒は無理だ」と思ったりします。けれどやがて、仲間とともに断酒を続ける勇気と自信が出てきます。自助グループは「自分を映す鏡」です。他人の体験を聞き、自分の体験を語ることで自分を客観化したり、自分の話に対する他人の反応を見ながら「自分をモニターし、チェックする」ことができます。それが行動や生き方の修正につながるのです。

夫が自助グループに参加するのを拒否した場合、妻は「それでうまくいけばもうけもの」ぐらいの気持ちでいてください。うまくいかなければ、今度こそつっぱりを捨ててやり直すまでのことです。途中で参加しなくなった場合にも、これで断酒は失敗だとあきらめたり、他の参加者に働きかけて無理に説得してもらおうとするのはやめましょう。

参加の中断が飲酒への準備行動であったり、すでに「隠れ飲み」が始まっている場合もあります。「飲んだことは内緒にしておくから自助グループに出て」といった取引は禁物です。治療者に相談し、助言を求めてください。

逆に、妻が夫の自助グループ参加にブレーキをかけてしまうこともあります。夫が自助グループに夢中になって、自分がとり残されたように感じてしまうのです。妻は自助グループの重要性を理解しておくことが必要です。妻も自分の心の健康回復のために、自助グループに参加することをすすめます。夫は断酒が安定したら、規則的な自助グループ参加と家族生活とのバランスをとりましょう。

3 通院の継続

断酒後少なくとも一年は、定期的な通院をすすめます。それ以降は医師の指示に従ってください。いずれにしても、ときどき病院に立ち寄ることはたいへん役にたちます。

病院は「味方の陣地」です。困難に遭遇したときに的確なアドバイスが得られるだけでなく、安心感を得たり、断酒のエネルギーを充電したり、断酒生活をモニターしてもらうことができます。

家族も、困ったことがあったらなんでも相談してください。家族全体が深刻な問題をかかえていることもあり、子どもが巻き込まれている場合はとくにたいへんです。当院では、本人と家族を含めた「家族統合療法」が大きな成果をあげています。家族がそろって治療を受けることは、家族の再建にきわめて有効性が高いのです。

4 断酒宣言

以上三つの方法に加えて、周囲の人に断酒の宣言をすることが飲まない生活を続けるための大きな武器になります。私の経験からも、断酒宣言は非常に有力です。

現在の日本の社会生活には、何かにつけて飲酒がつきものです。そこで、職場、親戚、友人などに断酒を宣言しておけば、酒席に出ないことを理解してもらったり、酒席でお酒をすすめられないだけでなく、飲酒しないための「ガードチーム」ができます。外来通院や自助グループ参加に理解を得るためにも、職場での断酒宣言は有効です。

さらに、断酒を宣言したことで、本人も飲めない気持ちががっちり強くなります。すべての人に断酒したことを話す必要はありませんが、わかってくれそうな人にはぜひ理解と協力を求めましょう。

ちょっとした工夫

ほかにも、夫婦の協力で、あるいはちょっとした知恵や心づかいでできる断酒の工夫があります。

酒席に注意

断酒が安定するまで、少なくとも一年間は酒席に出ないのが賢明です。その場で飲んでしまう危険があるだけでなく、一生懸命飲まずにがんばってヤレヤレの帰り道とか、自宅に着いてから酒に手をつけてしまうことも多いのです。

冠婚葬祭にはとくに注意が必要です。飲酒欲求を刺激されやすいので、断酒を周囲に宣言できない場は避けるべきです。「三年間は逃げの断酒に徹し、お酒の席には妻に代理で出てもらった」という人もいます。

しかし、酒席に出なければならないときは、遅かれ早かれやってきます。そのときは、自助グループの仲間や病院スタッフに、酒席の前後に電話で報告を入れる約束をして出かけるとよいでしょう。また、酒席の幹事役や参加者にあらかじめ自分が飲めないことを断わっておく、食べることに専念するなどの手もあります。出る出ないは、本人と家族がよく話しあって決めるべきです。勝手に周囲が、出てはダメだと決めてはいけません。

生活パターンを変える

少しずつ、できることから古い習慣を変えていきましょう。朝起きたら布団をきちんとたたむ、大きな声で家族に「おはよう」と声をかける、通勤や散歩の道順を変える……。仕事の前には軽い運動や黙想をしてみます。昼の食事は飲酒していた頃とはちがうところに行き、飲まない人と一緒に食べます。飲みながらテレビを見ていた人は、他の行動をします。断酒が安定するまで、本人と家族の了解のうえで、家には一切酒を置かないのが用心です。

家族は、家の中の用事や趣味、近所づきあいなどでいそがしくすることで、飲酒のことだけに気持ちが集中するのを防ぎましょう。妻の場合、飲酒問題をなんとかしようと奔走しているうちに、友人からも離れて社会的に孤立していることが多いですから、気持ちをうちあけられる友人をぜひ自助グループなどで得てください。「夫や子どもの前では気をしっかりもたねばとかまえていたが、自助グループの友人には自分の弱さを素直に出せた」という妻は多いのです。

再飲酒はどんなときに起こるか

どんなときに起こるか、とタイトルをつけましたが、はっきりいってしまえば、再飲酒はどんなときでも起こります。悲しいとき、苦しいとき、さびしいとき、うれしいとき、楽しいとき、退屈したとき、いそがしすぎるとき、目標を失ったとき、目標が高すぎるとき、自信を失ったとき、自信にあふれたとき……。要するに、あらゆるときに起こりうるのです。

依存症は「飲む病気」なのですから、病気の流れにまかせていれば、誰にでも再飲酒は起こるのです。だから予防が大切です。本人の側からいえば、予防とは、自分で再飲酒の兆候を見つけて飲むのを防いだり、周囲の人からの指摘を素直に受け入れる自分をつくっていくことです。これが回復の最初の「ステップ」となるのです。

具体的にいえば、自助グループや医療機関とのつながりを保つこと、飲み友だちとの関係に代わって飲まない仲間との関係を育てること、が必要です。

「再飲酒危機期」には、本人の自覚にかかわらず、ふいに飲酒欲求に襲われることがあります。この峠を一つ一つていねいに越えていくと、飲まない生活が以前よりずっと楽になります。私たちが行なった断酒会の調査では、断酒三年をこえて「安定期」に入ると、再飲酒の危険はぐっと少なくなることが実証されています。飲まない一日の積み重ねが重要なのです。

もし飲んでしまっても、がっかりすることはありません。これも回復へのプロセスと考えて早い再出発を心がけてください。

私の経験上、短期断酒者と長期断酒者の再飲酒の原因として多いものを次ページに表にしてみました。

再飲酒の原因

●断酒２年以下の人の場合

認識の不足

アルコール依存症や断酒についての認識が十分できていないため

衝動にかられて

イライラや怒りが急に襲ってきたり、理由なく飲酒欲求がわいて

家族内の葛藤

断酒が始まっても、夫婦仲が悪かったり子どもが問題を起こしていて、断酒の喜びを感じにくいため

落ち込み

「断酒後うつ病」と呼ばれる状態が続いたり、波状的にやってきて、そこから逃れようとして

順風満帆

何事もなく順調に断酒がすすんでいるうちに、徐々に断酒意識が風化して

短期目標達成

息子の進学とか借金が返済できるまでなどの短期目標を本人が設定し、そこまでは断酒できるが、その後もとにもどってしまう

ストレス

ちょっとしたストレスに「間」をおくことができず、すぐに巻き込まれて余裕がなくなる

●断酒３年以上の長期断酒者の場合

喪失体験

順調に断酒が続いていたが、親との死別、子どもの巣だち、配偶者との死別などを乗り越えられずに

ギャンブル

断酒後もギャンブルへの「のめり込み」行動が残っていたり、再燃したりしたことによって、家族関係が悪化して

生活破綻

生活様式が現実と合わず、ぜいたくをしたり、仕事で高望みの冒険をして生活が行き詰まって

異性問題

単身者に多いが、異性との関係がうまくいかず、落ち込みから

家族問題の持続

家族が慢性的な病気をかかえていたり、家族の関係が改善せずに持続していることによる落ち込みから

老いの影響

老いにしたがって家庭や職場での自分への役割期待が減少する。こうした変化が原因で

用心の減少

病院や自助グループから離れてしまい、長年の間に依存症への認識がうすれてきて

短期断酒者でも長期断酒者でも、しばしば再飲酒の背景になるのが「仕事へののめり込み」です。飲酒当時の負債を早く返そうとあせって、仕事による疲労、不満、ストレスがたまり、ふたたびアルコールに手を出してしまうことが多いのです。これについては次の章であらためてくわしくふれます。

再飲酒の兆候を早く見つけよう

実際にお酒を口にする前に、再飲酒へと向かう兆候があらわれている場合がほとんどです。これを「ドライドランク（しらふの酔っぱらい）症候群」といい、飲んでいないのに、行動パターンが飲んでいたときのようになります。

たとえば、自分を現実以上に偉く見せようとして、見栄を張ってつっぱります。望んだものがすぐに手に入らないと、不満や怒りを爆発させます。何かトラブルが起こると家族や周囲を責めます。人間がつくづくイヤになって落ち込み自分の殻に閉じこもったり、急に気が大きくなって世界は自分を中心に回っていると思ったりします。こうなると、自助グループで語られる他人の体験は、こわれて同じフレーズばかりくりかえすレコードのように聞こえ、退屈で耐えがたいものになります。

ドライドランクは、再飲酒につながりやすい兆候です。断酒の期間がいかに長くても、仕事で成功をおさめていても、たくさんの友人がいて周囲から尊敬されていても、ドライドランクの危険から無縁とはいえません。必要なのは、自分自身をつねに正直に見つめ、チェックする心構えです。

これまでの説明をふまえながら、「再飲酒の危険チェックリスト」をやってみてください。成績をよくしようと思わずに、正直な気持ちでやってください。家族も一緒にときどきチェックしてみるとよいでしょう。

再飲酒の危険チェックリスト

危ない兆候がたくさんあったら、行動や生き方を軌道修正しましょう。落ち込まずに、断酒は一筋縄ではいかないのだなと自覚を新たにしてください。

＜生理的要因＞

□疲れがたまってイライラするが、毎日がいそがしいのでどうにもならない。

□寝不足が長いこと続いて、ちょっと一杯飲めば寝られるのになあと思う。

□酒をやめたのにずっと体調が悪く、むしろ飲んでいたほうが元気になれるのにと思う。

□歯痛、頭痛、痔の痛みなどがひどくて、飲めば痛みがうすれて楽になるのになあと思う。
□暑さがひどいと、喉のかわきをいやすためにビールを飲みたくなる。
□寒さがひどいと、暖をとるために酒を飲みたくなる。

＜精神的要因＞
□なぜだかわからないが気分が落ち込んで、何もする気になれない。
□周囲の人のやることなすことに腹がたって、ついケンカになってしまう。
□自分の悩みや苦しみをわかってくれる人がいないので、追いつめられた気分だ。
□人前に出るととても緊張するので、飲めばいいたいことをいえるのにと思う。
□断酒のおかげで何もかもうまくいって、祝い酒でもやりたい気分だ。
□クサクサした気分やつらいことがあると、うさ晴らしや景気づけをしたいと思う。
□しらふでは性関係をもつことができず、性的不満をなんとか解消したいと思う。

＜依存症の自覚＞
□自分はむりやり病院に行かされたが、本当はアルコール依存症などではないと思う。
□自助グループや病院の助けがなくても、一人で酒ぐらいやめられると思う。

□もう一生酒を飲めない自分は、とても不幸だと思う。
□これだけ断酒を続けたのだから、一杯ぐらい飲んでも大丈夫かもしれないと思う。
□飲んでいた当時の楽しい思い出が頭に浮かぶと、つい飲みたくなる。
□自分は酒席に出ても絶対に飲まずにいられる自信があるから、心配は無用だ。

〈衝動的要因〉
□ふいに酒が飲みたくなることがあるが、そのときどうすればいいのかわからない。
□コンビニの前を通ったり、酒のＣＭを見たりすると飲みたくてたまらない。
□酒席で隣の人が飲んでいるのを見たり、友人から飲もうと誘われると飲みたくなる。
□今まで飲んでいたぶんの時間があいたので、手もちぶさたで酒に手が出そうになる。
□ギャンブルに負けると、くやしくてつい酒に手が出そうになる。
□一人で旅行したり自分の自由になるお金があると、解放感で飲みたくなる。

〈家族関係〉
□今まで家族にかけた迷惑が大きすぎて、どんなつぐないもムダだと思う。
□いつ飲まれるかと家族が始終ビクビクしているので、うっとうしくてたまらない。

□これまでかけた迷惑を考えると、家族への不満を口に出せず、じっとがまんしている。
□家族の病気や子どもの問題などで心配が重なると、つい飲みたくなる。
□子どもの結婚、孫の誕生などうれしいことがあると、つい飲みたくなる。
□子どもの巣立ちや親、配偶者との死別に直面し、生きる支えを失った気分になっている。
□歳をとって、もう家族のなかでの役割は終わったと考えると、ガックリきてしまう。

＜自助グループ＞
□自助グループは断酒に自信のない人が行くものだと思う。
□自助グループの仲間と考え方が合わず、ここでは友人はできないと思う。
□自助グループに遅刻したり欠席したりすると、もう行きにくくなる。
□自助グループではみんなが同じ話ばかりするので、あきあきしている。
□自助グループで他人の体験談を聞いていると、自分がみじめに思えてきたり、腹がたつ。
□再飲酒した人がいると、なんとか立ち直らせようとのめり込んでしまう。

＜仕事＞
□入院や通院の時間があったら、そのぶん仕事をしてブランクをとりもどしたいと思う。

□断酒していることは、職場の誰にもいわずに隠しておくほうがいいと思う。
□仕事がいそがしくて自助グループに行く時間もないが、やはり仕事が第一だ。
□職場の仲間は、なぜ自分のことをわかってくれないのかとイライラする。
□酒のおかげで出世コースから外れたくやしさは、誰にもわかってもらえない。
□仕事上の悩みがあると、そのことで一日中頭がいっぱいになる。
□一日の仕事を終えてホッとすると、つい飲みたくなる。

飲みたくなったとき

チェックリストをやってみて、自分がどんなときに飲みたくなるのかがつかめたと思います。そのときどうやって飲まずにいるか、対処法を考えてみてください。そのためのヒントとして、断酒会やAAでもすすめている方法を紹介しておきましょう。

休息をとる

疲労感はアルコールを呼び寄せます。理由不明で飲みたくなるとき、疲れていないか考えてください。イライラするときも、疲れがないか確かめましょう。

これまでアルコールの麻酔作用で疲れを感じない習慣があったため、いっそう疲労から酒につながりやすいのです。わずかな眠り、軽い食事、入浴などが疲労回復になり、飲酒欲求も消失します。

電話作戦

飲酒時代に、深夜もいとわず電話をかけまくったことを思い出してください。心細く感じて飲みたくなったとき、自助グループの仲間に電話をしてみましょう。最初は気がすすまないかもしれませんが、やってみるとモヤモヤが落ち着き、よい体験になります。一回電話しておくと、必要なときに楽な気持ちで電話を活用できます。仲間との数分の電話で、飲む考えが消え去ることがよくあるのです。ただし、飲んでからの電話はダメです。

満腹作戦

帰宅したらすぐ食事ができるようにしたり、おやつや飲み物をいつも用意しておくと大いに役だちます。食事や甘いものを口にすることで、飲酒欲求はぐっと小さくなり、少なくとも数時間は飲まずにいることができるのです。ただし、飲酒時代に酒のツマミにしてきた料理は避けましょう。飲酒習慣の身についた人は、食べたくない気持ちが先にたってしまいますが、断酒を長続きさせるためにこの知恵を肝に銘じてください。

初心にかえる

「一杯飲みたい」と思ったときには、たいてい最初の頃の楽しい飲酒を頭に浮かべていると思います。しかし現実には「一杯飲むこと」は、みじめな酔っぱらいを意味するのです。飲みたい気持ちが出てきたら、最初の頃の一杯ではなく、最後に酔っぱらったときのことを思い出してください。「一杯」によって失うものは、あまりにも大きいのです。

怒りを発散する

怒りにまかせて飲みたくなったとき、食べ物や飲み物を口にしたり、自助グループの仲間に電話をかけたりしてみましょう。ひと呼吸おいたり、ちょっと休むことで、たいてい怒りは消えます。怒りの原因とは関係のないことをするのも気持ちの切り替えに効果があります。運動する、歌を歌う、音楽を聴く、ゆっくり風呂につかるなどです。ふだんから、怒りをためこまないよう注意しましょう。日頃から適度に感情を表現することを訓練し、怒りの感情を発散するテクニックを身につけることです。

感謝する

断酒してもろくなことがないと思ったとき、断酒してよかったことを数えあげてみましょう。健康な目覚めを体験でき、おいしいご飯と味噌汁を味わい、酒臭い息で出勤することを気にやむ必要もなく、昼飯をなんなくたいらげ、家に後ろめたさをもつ必要もなく帰り、期待のまなざしを感じながら家族と言葉をかわし……。「アル中の財も名もなし彼岸晴れナスの古漬けああ、うまい、うまい」と詠んだ回復者がいます。こうしてみると、いろいろなことに感謝できそうですね。

誇りをもつ

みじめな気分になり、なぜアル中になどなったのか、どうして他のみんなのように飲めないのかと自分が哀れに思えてきたとき、どうやったらありのままの自分を受け入れることができるでしょうか。かつては正常でなごやかな酒のつきあいができた人も、一度自分の体がアルコール依存症に変わってしまうと、なごやかな飲酒には二度と戻れません。あの白い大根が重石で何日も漬けられタクアンになってしまうと、もう二度と白い大根には戻れないのと同じことです。健康で、幸福でありたいなら、自分でもっている肉体で生きるしかありません。しかしタクアンには白い大根にはない、いぶし銀のような味があるのです。

「一日断酒」の気持ちで

「永遠の断酒」と思わずに、「今日一日だけ飲まない」という気持ちで一日一日を積み上げてください。これが断酒会でいう「一日断酒」です。飲みたい気持ちが本当に強いときは一日ではなく「一時間飲まないでいよう」と考えましょう。もう一時間だけ！　それによって、飲みたいという気持ちが消え去っていくことがよくあるのです。

飲んでしまったときの対処

やっと断酒が始まったと思ったのに、また飲んでしまった……。せっかく何年も断酒を続けたのに、飲んでしまった……。こんなとき、本人も家族もショックを受けて、もうダメだとあきらめてしまったりします。

家族があきらめたら、本人は再出発するチャンスを逃してしまいます。再飲酒を「完全な失敗」と思い込んだり、「本人には立ち直る気持ちがない」と決めつけたり、「ダメな人だ」と感情的になったりすることは避けてください。

夫の再飲酒に対して妻が過度に自分の責任のように感じてしまい、「夫を立ち直らせるのは私にはムリだ」と思い込んだり、治療者に対して恥ずかしさや罪悪感を感じてしまうことも多いのです。そのために治療者に援助を求めるのをためらうと、せっかくの再出発のチャンスをつかみそこなってしまいます。ある妻は、退院後三ヵ月で再飲酒が始まったとき、それを治療者に告げることができず、だんだんもとの飲み方に戻って連続飲酒になったとき、初めてSOSしてきました。妻は、「失敗させてしまって先生に合わせる顔がなかったし、申し訳ないと思って……」と気持ちを語っています。

飲酒したら、本人も家族も正直に治療者に報告してください。そのことを治療開始のときに、本人、家族、治療者の間で「約束」しておきましょう。もし飲酒したという事実が治療者に伝わらないと、その後の治療が大きく遅れてしまいます。飲酒は病気のあらわれですから、恥ずかしいことでも申し訳ないことでもありません。回復の決定的な障害になるのは、飲酒したという事実よりも「飲酒に関するウソ」なのです。

入院中も、万一飲酒したら必ず治療者に申し出てください。外泊中に飲酒してしまったとき、家族が「病院には黙っているから戻って」ということが多いのですが、入院中に飲酒した事実がわからないと、その入院はまず意味のないものに終わってしまいます。本人の脅しに屈せずに、家族は治療者に飲酒したという事実を告げ、治療方針は治療者にゆだねてください。

短期断酒者の場合は、再飲酒の原因を考え、夫婦で飲まないライフスタイルをつくっていくための「ステップ」にしてください。本人も家族も、治療者と話しあったり自助グループに参加することで、飲酒によって動揺した心の整理をつけることができます。

長期断酒のあと再飲酒すると、自助グループの敷居が「富士山より高く」なります。しかし、この体験を語ることが再出発になると考えて、まちがったプライドにこだわらずに謙虚な姿勢で参加を続けてください。自助グループの側でも、再飲酒した人を軽蔑したり排除したりせず、再出発を歓迎し、あたたかく受け入れる余裕をもってほしいものです。

体験

グチを聞いてもらって

46歳・妻

夫が退院する日、荷物の整理をしていたらワンカップのあきビンが出てきました。とてもショックでした。病院の人にはあまりに情けなくていえませんでした。退院後、私は抗酒剤を飲んでもらうことに神経をすり減らし、心が休まりませんでした。退院六ヵ月の頃、夫は突然夜中に起きて会社に行こうとしたり、精神的にイライラした状態になり、そんな夫を落ち着かせるのに精いっぱいで、私は身も心も疲れきってしまいました。なんとかもう一度入院してほしかったのですが、夫の会社の社長から「これ以上迷惑かけたらやめてもらう」と念を押されていたので、なんとか家でお酒をやめさせなければと思いました。

そんなとき、断酒会で同じ妻の立場の方と親しくなりました。ときどき電話をしてはグチを聞いてもらいました。夫や子どもの前では気をしっかりもたねばとかまえていましたが、この人の前では自分の弱さを素直に出すことができました。

夫は仕事だけはなんとか体裁を保っていましたが、それも長くは続かず、結局社長の了解を得て一ヵ月入院することになりました。退院後一ヵ月はお酒をやめていましたが、もとに戻るのに時間はかかりませんでした。一〇日から二週間に一度つぶれては気をとり直し、一日中「しんどい、しんどい」といってお酒を切っては出社していました。

一年後に最後の入院、それから五年間飲まずにいます。「アル中を治す薬は例会出席しかない」といって、夫婦で往復四時間の道を断酒会に通っています。

娘の結婚式　50歳・妻

夫が通院し始めて一年後、娘が結婚式を挙げることになりました。式場に向かう観光バスの中で、仲人さんが参列者の方たちに「お父さんは断酒してがんばっています。みなさんも協力してくださいい」とお願いしてくれました。娘は病院の看護婦をしているため、院長さんが点滴を持参してくれました。夫は抗酒剤を飲んでいたので、万一飲酒したらすぐ処置するためです。

私たち夫婦と娘夫婦とで話しあって、神主さんに三三九度の手順について協力をお願いしました。夫の順番がきたとき、神主さんはお神酒を注ぐまねをし、夫は飲むまねをしました。披露宴の乾杯のときも、ジュースのコップをもって飲みました。ハラハラしていた娘はその瞬間に泣きだしてしまいました。私はあいさつに回る夫のそばを離れず、娘も新郎のほうを見ないで父親ばかり見ていました。息子が、新郎のほうを見ろとサインを送ったぐらいでした。こうして結婚式は無事終わりました。

体験

昔の人に返ってくれたなあ……

56歳・夫

入院当初は腹がたちました。酒を飲むだけで何も悪いことはしていないし、働いて、働いて、やってきたのに、どうしてという思いでした。飲み友だちと「退院したら快気祝いだ」と話していました。アル中とは、駅でひっくりかえって仕事もしない人のことだと思っていたので、自分はアル中ではないと思っていました。

私がわかったのは、家族からきびしいことをいわれたからだと思います。なんで家族がこんなことをするのやろ、こんなことをいうのやろと、夜、寝ながら考えました。でも、私は女房に対しては、そんなに簡単に謝れないのです。

一年近く入院したので、新しく入院してくる人を見たり、退院した人が死んだ話を聞いて、この病気はたいへんやなあ、と思うようになりました。入院中に院内断酒会の会長をしたので、依存症の人の世話はたいへんだと思いました。

こんな私なので、妻は、高飛車に出なければわからせることはできないと思ったのでしょう。今では、奥の深い愛情があったのだと思えるようになりました。退院して六ヵ月して、妻が「昔の人に返ってくれたなあ」とポロリと涙をこぼしていったとき、本当は「うちもいろんなことをいうたけど」といいたいのだとわかりました。

性生活が回復してきました。以前はヘナチョコだったけど。

六ヵ月後、また地獄が

50歳・妻

夫が依存症とは知らずに一〇年近くも地獄の日々を過ごした末に、病院に紹介していただきました。娘の成人式の二日前のことで、娘にとっては本当にうれしい成人式になりました。先生のお話を聞いている夫の顔が、穏やかな、やさしい顔に変わっていったのです。それからの二人は、病院と断酒会に通い続けました。こんなに楽に断酒ができるなんて、今までのことがうそのようでした。私は有頂天になり、幸せでした。

六ヵ月して、また地獄が始まりました。夫が飲んでしまい、私は夫を責め、脅し、なだめ、泣きました。わかってはいるのに夫の顔を見ると暴言を吐いてしまう自分がつくづくいやになりました。先生に何度も電話で助けを求めました。「自分の生活を大切に」といわれて、その日だけは気持ちが落ち着くのですが、またやってしまいます。そのくりかえしが六ヵ月続き、夫はだんだん悪くなっていきました。

まわりの人たちに助けられて、夫はふたたび通院し始めましたが、前とはちがっていました。断酒会は行かない、その類の記事やテレビも見ようともしない。三ヵ月たった頃か

体験

ら抗酒剤と酒を調節しながら飲むようになり、今に至っています。病院も行かなくなりました。今は私が通院しています。私自身のために。

妻の手術でスリップ　48歳・夫

退院して二ヵ月、私は仕事をせずに部屋に閉じこもっていました。眼科医なので、手がふるえるのではないかという恐怖がありました。でも思いきって仕事に出たら、細かい仕事もふるえずにできました。それ以後、仕事は支障なく続きましたが、医師会の集まりには出ませんでした。飲んでしまうのではという不安があったからです。親戚の集まりでは酒を出さないように配慮してくれ、医院の慰安旅行でもみなが「酒なし旅行」に協力してくれました。小さな医院ですから、職員の前で断酒を宣言し理解してもらいました。

断酒後一年を過ぎた頃に、妻が乳がんになっているのを知りました。その後、手術。続いて父が胃がんの手術。ふたたび妻が他の病気で二度にわたって手術を受けました。うち続く心配に、苦しみから逃れるためついにスリップ（再飲酒）しました。つくづく自分の弱さを知りました。一番しっかりしなければいけないときに、夫としての役割を果たせず、酒に逃げてしまったのですから。妻も子どもも、ずいぶん情けない思いをしたと思います。

体験

退院後、自分の心配よりも私の顔を心配そうに見ている妻に、一から出直すつもりで通院を始めて、もうすぐ一年になります。

第4章

夫婦の生き方を見なおそう

夫婦で読むページ

断酒しただけでは、問題は解決しません。お酒にのめり込んだ夫の生き方、世話やきにのめり込んだ妻の生き方は、そのまま残っています。断酒初期には夫も妻も無我夢中です。夫婦の間では「断酒しなければ」「協力しなければ」という緊張状態や「断酒してやっている」「協力してあげている」という力関係が続きます。

断酒が安定してきたら、長い間背負ってきた肩の荷をおろして、夫婦関係を見つめなおしてみましょう。新しい夫婦の生き方が見えてきます。

夫婦で一緒に回復しよう

断酒が軌道にのってきた時期から、新たなとりくみが始まります。こわれていた夫婦関係の建て直しです。夫が飲酒していた頃の夫婦関係は、非常に不自然で不健康なものだったはずです。しかし、夫の断酒によって自動的に夫婦の問題が解決するわけではありません。

多くの夫婦では、夫が飲んでいるときとしらふのときとで力関係が逆転し、飲んでいるときには「夫＝支配」「妻＝服従」、しらふのときには「夫＝服従」「妻＝支配」という関係が成りたっています。夫はアルコール経由で自己を主張し、妻は飲酒した夫の世話をやいたり飲酒行動をコントロールすることで自己を主張します。このあやうい力関係のバランスのなかで、かろうじて夫婦関係が保たれていたのです。ですから、夫婦双方がある意味で、アルコールを必要としたのです。

そこからアルコールを取り去ると、アンバランスで不健康な夫婦関係が残ります。アンバランスな関係を示すものの一つに、夫のやきもちがあります。飲酒している頃からやきもちの強い夫はたいへん多く、妻はしばしばそれに悩まされますが、断酒後もしばらくはこれが続きます。妻が化粧して外出しようとすると「誰かに会うのではないか」と気にして落ち着かなくなったり、自助グループに夫婦で出席したときに妻が男性の回復者に話しかけると、夫はあらぬ疑いを抱いて非常に不愉快になったりします。これは多くの場合、夫婦の間でたがいに傷つけあってきた歴史が長く、基本的な信頼感がないためです。夫婦の間が修復されてくると、やきもちも消えていきます。

しかし実際には、この段階に踏み込めず、断酒が軌道にのった時点で回復がストップしてしまうことがあります。断酒を始める前の生き方や夫婦関係をいつまでも引きずっているため、夫婦にはぎごちなさが残ります。そこから逃れるために、自助グループ活動に没頭している夫もいます。

夫婦の関係を建て直し、回復をすすめるには、傷つけあってきた過去の夫婦関係に光をあててみることです。これはとても勇気のいることですが、過去をふりかえることで、夫婦の新しい生き方が見えてくるのです。

夫が飲酒していたとき、夫婦間は次のようなルールにしばられていました。「不正直」「不信」「軽蔑」「支配」「拒絶」という五つのルールです。どうやってこのルールが生まれ、育ってきたのかを眺めてみることにしましょう。そして、健康な夫婦関係をつくるための方法を考えてみます。

❶不正直な関係→正直な関係

断酒する前の夫婦にとっては、お酒に関するウソは日常的なことでした。夫は、飲んでいるのに飲んでいないとウソをつきます。飲んだ量についてウソをつきます。飲むお金を手に入れるためにウソをつきます。飲んだ理由についてウソをつきます。そのときどこにいたのか、誰といたのかについてウソをつきます。あるいは一度断酒してからも、再飲酒に関してウソをつきます。抗酒剤を飲んでいないのに飲んだとウソをついたりします。

妻の側は、こっそりお酒を捨ててみたり、お酒を水でうすめてみたり、飲んだ量を測るためにこっそりビンに印をつけたりします。「飲んでいるあなたはきらいだ」と自分の気持ちをいうかわりに、夫の機嫌をとったり、子どものことや仕事のことを理由にして責めたてます。本当は受け入れたくないことでも、暴力や暴言に屈して夫の思い通りにふるまいます。

不正直さは夫婦関係の外側にも及びます。妻は夫の遅刻や欠勤に関して会社にウソの電話をかけます。入院に関しても、お酒とは関係のない病気であるかのようにとりつくろったりします。夫が入院中の外泊でお酒を飲んでも、治療者には飲んでいないとウソをついたりします。治療を続けてほしいのに、夫の脅かしに負けて妻が退院を希望したりします。

こうしたウソのからくりは、治療者には「見える」のですが、夫も妻も一時しのぎをやってしまうのです。夫婦の間はウソで塗り固められ、真実に直面することができません。

おたがいに、今まで相手に対して正直でなかったことを認めましょう。「不正直」であったことを、自助グループや家族ミーティングのなかで率直に語りましょう。

誰に対しても正直になれというのではありません。自分が信頼している人や、ともに生活している人と「正直さ」を分かちあうことが必要なのです。夫婦がたがいに隠しだてをしないことは、安定した夫婦関係の土台です。そのためには、夫婦がたがいに相手の言葉や行動を「罰しない」ことが原則です。真実を正直にいったことで罰を受ける恐れがあると、自分を守ろうとしてどんどん自分の殻に閉じこもってしまうからです。

相手に対して「正直であること」は、自分に対しても正直であることです。「ありのままの弱くて不完全な自分だが、よいところもいろいろある」と認めましょう。相手や周囲の状況の「あるがまま」を受け入れましょう。こうして、目の前の世界に対して現実的な見方ができるようになります。現実をゆがめて言ったり見たりするのをやめると、「問題の所在」を早く発見できるようになり、解決も容易になってきます。

これが夫婦のライフスタイルとして身につくと、したいこと、したくないことを自分で決め、率直に表現できるようになります。つまり夫婦がたがいに「生きやすくなる」のです。

2 不信感のうずまく関係→信頼しあう関係

かつて夫は、「今日は飲まないで帰ってくる」「今度の日曜には子どもと出かけよう」と約束し、そのときはたしかにそのつもりなのですが、その日の夕方には飲んでしまいました。「今度は二合でやめる」「断酒する」と何度も約束しながら、飲むことをやめられませんでした。しらふのときと酔っているときとで言葉や態度がガラッと変わり、さらにブラックアウトで飲んでいたときの記憶がなかったりするため、妻は夫に対する不信感にとらわれます。夫がウソをついているのか、とぼけているのか、意志が弱いのか、記憶が欠落しているのか、まったくわからなくなってしまいます。

妻の態度も夫に不信感を起こさせます。「今度こそ離婚する」といいながら、実行しません。あるときはとてもやさしいかと思うと、あるときは猛烈に怒りだしたりします。妻が病院や自助グループに通う理由を夫は理解できず、「俺の悪口をいいにいっている」と不信感にとらわれたりします。

たがいの「言葉」や「態度」は、急速に信頼性を失っていきます。「約束」や「合意」はなんの意味もないものになります。夫にも妻にも、無力感がただよいます。

だましだまされてきた歴史が長いため、信頼関係をとりもどすのは容易なことではありません。妻は夫が断酒に成功するとはなかなか信じられず、夫は妻が自助グループで他の男性と話していると嫉妬に苦しんだりします。

しかし、断酒が続き、夫婦の間に正直さが生まれてくるにしたがって、少しずつ信頼関係が回復していきます。だまされまい、裏切られまいと身構えることをやめ、相手の言葉に素直に耳を傾けるようになります。

3 軽蔑しあう関係→尊敬しあう関係

酔っぱらった状態は、誰が見ても尊敬すべきものではありません。それが日常的になり、妻は「逃げ場」がないとなると、夫を軽蔑して納得するしかなくなります。ウソをつく夫、暴力をふるったり暴言を吐く夫、飲酒して不始末をしでかす夫、約束を守らない夫、きちんと仕事をしない夫、父親としての責任を果たせない夫、親戚に迷惑をかける夫を、妻は軽蔑します。妻はこんな夫には何も期待できないと考えます。「妻」よりも「酒」を選び、自分に性的な関心をもってくれない夫の態度に、妻は自尊心を傷つけられ、やはり自分を守るために夫を軽蔑するしかなくなります。

夫は、自分の世話に懸命になっている妻を軽蔑します。「ガミガミいってちっとも女らしくない」「やさしさのない女なんて女房失格だ」「ろくに化粧もしないし、ぼさぼさの髪でみっともない」「家のことをほっぽりだして自助グループなんぞへ出かけている」「俺のことばかりうるさくいって他に考えることはないのか」というわけです。

妻は、夫に軽蔑されると、「あんな人のいうことなんて」と、さらに夫を軽蔑することで自分を守ります。たがいに相手を認めない、こうしたストレスのなかで夫婦が暮らすことになります。そのなかで、自尊心も長らく忘れられてきたはずです。

断酒が始まると、がんばっている夫を妻は新しい目で見なおすようになります。酒で隠れて見えなかったが、この人にもいいところがあったのだ、と気づきます。夫は、妻が文句をいうのをやめ、明るい態度で夫に話しかけ、いきいきと暮らすようになったのを見て、妻の魅力を再発見します。たがいに、相手がこのように変われることに敬意を抱き、それを言葉であらわすようになります。自分や相手を軽蔑するのをやめて、尊敬と敬意をもった関係を築くことができるのです。

4 支配しあう関係→対等な関係

妻はかつて、なんとか夫の飲酒をやめさせようとしてあらゆる手段を駆使しました。お酒の量をコントロールしようとし、飲み方をコントロールしようとし、ガミガミ、くどくどと小言をいいます。酔っているときには恐くていえないと、しらふになったときに言葉や態度で責めたてます。

夫は飲酒を続けるために、妻や子どもを脅かしたり、大声をあげたりしていうことを聞かせようとします。もっとも破壊的な支配行動は暴力です。妻を支配しようとして支配できないと、飲酒によるパワーアップで対抗するのです。

しかし夫婦が断酒という共通の目的をもつようになると、たがいに攻撃したり責めたりすることが少なくなってきます。相手を自分の思い通りにしようとがんばる必要がなくなり、たがいの態度がやわらかになってきます。ときに、家庭内に何かの「問題」が生じると、その解決に必死のあまりふたたび相手をコントロールしようとすることがありますが、こうした何度かの揺り戻しをへて、支配し、支配される関係は消えていきます。

夫婦の意見がちがうときにも、相手をやっつけ「屈伏」させることではなく、相手とのちがいを「解決」する方向に力を注ぐようになります。意見の相違は非難の対象ではなく、「尊敬と称賛の対象」になるのです。こうして夫婦の対等な関係が生まれます。夫婦は本当の意味での人生のパートナーとなり、ともに回復の道を歩み始めるのです。

5 拒絶しあう関係→受け入れあう関係

かつて夫の生活は「飲酒」が中心で、「夫婦」や「家族」が中心ではありませんでした。夫は妻も子どもも拒絶して、飲酒を選びます。どなったり、脅かしたり、暴力をふるったりするのは、もっともいたましい拒絶の表現です。

妻は、夫に対してものをいわない、あいさつもしない、という形で夫を拒絶します。夫とのセックスを拒絶します。同じ屋根の下で暮らしていても、「妻と子ども」と「夫」とは断絶状態になります。これがそのまま進行していくと、家庭崩壊に至ります。

しかし断酒が始まって、夫婦の間に「正直」「信頼」「尊敬」「対等」の関係が生まれてくると、おたがいを「強さも弱さももった人間」「長所も短所もある人間」として受け入れられるようになります。夫婦はさらに正直に気持ちを伝えあうようになり、信頼しあうようになり、こころよい安心感が生まれるのです。

安心感は人の成長をもたらします。ちょうど、イソップ物語の『北風と太陽と旅人』の話のように、支配やコントロールという「強制」によって変化させようとしても、相手はますますつっぱるだけですが、あたたかい太陽の日差しのなかでは、自分から古いマントを脱ぎ捨て、新しいライフスタイルを身につけるようになるのです。

うまく「間」をとろう

このようにして、夫婦の間に親密さや愛情が生まれてきます。相手への思いやりとやさしさが育まれ、相手の不健康さや病気に陥ったところも含めて、理解し、同情し、愛し、尊敬することができるようになります。

断酒が始まっても、夫婦の間がまだしっくりいっていないときには、セックスもうまくいきません。妻は夫にふれられるだけでいやな感じを抱き、夫のほうもしらふで性関係をもつことに恥ずかしさやためらいがあります。しかし、親密さと愛情が育っておたがいの心の垣根が取り払われると、性関係が復活し、肌をふれあうことでさらに愛情が育っていきます。夫婦によっては、数年をかけてここまでたどりつきます。

徐々に、あるいはときに逆戻りしながら、回復過程は確実にすすんでいきます。新婚時代に戻ったつもりで夫婦の関係を育てていくのは、しんどいけれども楽しい道のりです。

そこまでのヒントとして、まずは上手に「間」をとることをあげておきましょう。これまで夫婦は、心を許して甘えたいけれども甘えられない、冷静に距離をとりたいのに巻き込まれてしまう、という関係だったはずです。つまり、適切な「間」をもつことができないために、おたがいが相手の感情や言葉、態度にすぐに反応してしまい、結果として巻き込まれあい、傷つけあっていたのです。

夫も妻も、行動を起こす前に「ちょっと待って！」と考えましょう。これは自分のためにしたいことなのか、相手のためにしたいことなのか、と気持ちを整理するのです。一時的に自分の気がすむだけで事態はかえって悪くなるのではないか、それとも、これはおたがいにとってプラスになる行動だろうか、と考えてみるのです。

言葉や態度に適切な「間」があくことで、支配的な傾向の人は控えめになり、巻き込まれやすい人ははっきりものがいえるようになります。夫婦の距離はもたれすぎず離れすぎず、だんだん自然なものになってきます。そこから、回復が始まるのです。

「のめり込み」から回復しよう

ある患者さんは私に、「今までは仕事と酒の人生でした」といいます。そして「これからは仕事あるのみです」と宣言するのです。一方、彼の奥さんは、「今まで私は夫の飲酒を支えていました。これからは反省して、夫の断酒のためにつくします」といいます。

こんなとき治療者は、夫婦双方に「のめり込み」の傾向があるのを感じます。そのために夫婦の関係がたがいに一方通行でかみあわないのです。

断酒の初期には、夫婦にとってつらいことも多く、それを必死で乗り越えていかなければなりませんでした。夫は「妻子のために断酒しなければ」と思い、妻は「断酒している夫を応援しなければ」と考えます。夫も妻もどちらも、こうしなければ、ああしなければ、と考えて、肩に重い荷物をしょっているのです。しかし、断酒が安定してきたら、そろそろ肩の荷をおろして楽になってください。

夫は「自分のために断酒しよう！」「自分のために人生を生きよう！」と考え、妻は「断酒している夫とともに生きていこう！」「自分のために人生を楽しもう！」と考えることです。ライフスタイルを「○○しなければ型」から「○○しよう型」に変えるのです。

ところがこれをむずかしくしているのが、夫婦双方の「のめり込み」の傾向です。

かつて夫はアルコールにのめり込み、妻は世話やきにのめり込んだわけですが、断酒後の夫は仕事にのめり込み、いわゆる仕事中毒になることがよくあります。

断酒した夫が仕事に夢中になっていると、妻はたいてい「今まで家族はさんざんな目にあったけど、やっとわかってくれた」と手ばなしで喜びます。ところが実際には、アルコールへの「のめり込み」が、仕事への「のめり込み」に変わっただけの危険な状況の場合があります。「わかってくれた」からではなく、「夫婦がわかりあえていない」ために、仕事にのめり込んでいるのです。

依存症者は「まじめ人間」

アルコール依存症というと、世間からは、なまけ者の病気、意志が弱くだらしのない人がなる病気と思われています。しかし実際には、多くの患者さんはまじめで義務感にあふれ、仕事熱心です。人より出世が早く、同期で一番先に課長になったり、早々とマイホームを建てたりする人が多いのです。この段階で、仕事には熱心にとりくむが、そのストレスを忘れるために酒の量がふえる、というぐあいに、仕事への「のめり込み」とアルコールへの「のめり込み」が同時進行しています。

アルコールへの「のめり込み」がひどくなると、仕事に支障が出てきます。もともとまじめで責任感が強いため、酒で仕事に穴をあけたりひどく能率が落ちている状態は認めがたく、つらいものです。このつらさから逃れるため、ますますアルコールの酔いを求めるようになります。

こうして、最後には世間から見て「だらしない」状態になりますが、もとをたどれば、まじめにやりすぎたためにアルコールへの依存を進行させてしまう例が多いのです。

こんな人がいざ断酒すると、今度は無我夢中で働き始めます。職場での地位をとりもどしたい、これまでの負債を早く返したい、罪悪感から逃れたい、という気持ちが強く、なかには入院中から仕事のことが頭にちらついて治療に専念できない人も多いのです。一日も早く仕事に復帰しようとあせって、自助グループにつながらなかったり、通院を中断する人もしばしば見かけます。

仕事への「のめり込み」から再飲酒に至るケースはたくさんあります。いそがしさのあまり自助グループを欠席しがちになる、疲労が蓄積する、少しのミスでも重大に考えてストレスをためこむ、出世コースから外れたのを苦にして落ち込む、自分はこんなに家族のためにがんばっているのにちっともわかってくれないと不満に思う……。こうしたことが、しばしば再飲酒のきっかけとなるのです。

こんな傾向に注意しよう

日本人には、仕事中毒の人が多いといわれます。近頃「過労死」が社会問題になっていますが、その背景には仕事への「のめり込み」があるとみてまちがいないでしょう。過労死に追い込まれた人々は一部でいわれるように仕事の能率が悪いわけでもなく、いわゆる出世欲にとりつかれた人々でもありません。まじめで、いつも周囲に気をつかい、必要以上の責任をかかえ込んでしまい、疲労とストレスをため込んでしまうのです。

多くの依存症の患者さんにも、こうした傾向が強く見られます。

以前、入院中の患者さんに、アメリカの専門家による「仕事中毒チェックテスト」をやってもらったことがあります。設問はアメリカ的なものですが、なんと六割の人が「仕事中毒」という結果になりました。

次のチェックリストは、日本の状況にあわせてつくったものです。自分に仕事中毒の傾向がないか、やってみてください。妻も仕事をもっていたら、ぜひチェックしてみましょう。私の経験上、仕事中毒の妻は意外と多いのです。仕事中毒で、かつ世話やき度も高い妻の場合は、これまで自分の仕事と夫の問題との間にはさまれて、キリキリ舞いしてきたはずです。

仕事中毒チェックリスト

あてはまるものが五項目以上あった人は「要注意」です。
不健康に仕事にのめり込んでいないか考えて、生き方の軌道修正をはかりましょう。

□部下や同僚にまかせた仕事でも、自分ですべて目を通さないと気がすまない。
□いつも仕事の期限に追われている。
□家に仕事をもって帰ることが多い。

□休日にもよく仕事のことを考える。
□休暇中も職場のことが気になって、職場に顔を出したくなる。
□大事な予定が入っていても、残業を断われない。
□同僚がみんな帰っても、残業を続けることがある。
□有給休暇をほとんど消化していない。
□仕事中に邪魔が入ると非常にイライラする。
□仕事の相手が時間に遅れると非常にイライラする。
□昼食をとりながら仕事をすることが多い。
□電話が鳴ると真っ先にとろうとする。
□会議などのテンポがのろいと非常にイライラする。
□職場では仕事以外の話をほとんどしない。
□職場の花や壁の飾りなどには興味がない。
□同僚の服装やおしゃれにはほとんど関心がない。
□仕事中はいつも早足で歩く。
□時計をもっていないと落ち着かない。
□通勤中はたいてい仕事のことを考えている。

□仕事中はほとんど息抜きをしない。
□仕事中に入れてもらったお茶が飲まずにさめることが多い。
□今とりくんでいる仕事が終わる前に次の仕事のことを考えている。
□自分にほんの小さな手落ちがあっても、一日中気になる。
□職場を離れた同僚や部下とのつきあいでも、必ず仕事の話になる。
□同僚や部下が自分の思い通りに動かないと、かんしゃくを起こす。
□同僚や部下のミスでも、自分が責任を感じる。
□仕事を引き受けるかと聞かれると、「やりたいか」ではなく「やるべきか」と考える。
□仕事で同僚に遅れをとっていると考えると、いてもたってもいられない。
□他のスタッフは仕事の手をぬいていると思う。
□仕事はプロセスよりも結果が問題だと思う。

「のめり込み」傾向のある人

誰でも、何かに夢中になることはあるものです。ゴルフや釣りに熱中したり、仕事に夢中になったり、新婚の妻があれこれ夫の世話をやいたり……。また、のめり込むことが必要な場合もあります。親が赤ん坊の泣き声や笑い声に敏感に反応したり、看護婦が状態の悪い病人につきっきりになったり、締め切り間際の小説家が原稿のことで頭がいっぱいになったり……。

一時夢中になることは自然で、なんの問題もないのですが、これが続くと、のめり込む対象とほかのこととのバランスがとれなくなります。休日も仕事をしていないと落ち着かず、家族と一緒の時間を過ごすことができない、自分のやりたいことを犠牲にしてまで人の世話をやいてしまう、といったぐあいです。このほかにも、ギャンブルにのめり込んで借金をかかえたり、異性にのめり込んでパートナーを次々変えたり、ショッピングにのめり込んでローンの返済に苦しむ人もいます。飲酒の問題も、こうした「のめり込み」の一種なのです。

「のめり込み」の結果、自分にも周囲にも支障が出てきます。そこでブレーキがきけばいいのですが、「のめり込み」傾向の強い人は、ブレーキのききが悪いのです。状況の変化に対応できずにとことんやってしまい、考え方を変えたり、物事の優先順位を決めたりするのが苦手です。こうした柔軟性のなさ、余裕のなさが、健康でないところなのです。物事がうまくいかないとひどく落ち込んで、何かにのめり込むことで気をまぎらわそうとします。

こうした「のめり込み」の傾向をうまく説明しているのが、ドイツの精神科医、テレンバッハやクラウス・Aの「メランコリー親和型」という考え方です。少しむずかしいかもしれませんが、これはうつ病の人に多い性格類型として研究されたものです。まじめで律儀、熱中しやすい、完全主義、落ち込みやすい、他人の非を仮借なく責める、物事を両極端に判断する「白黒思考」などが特徴です。

アルコール依存症者やその配偶者、依存症の親をもつ子どもたちには、このメランコリー親和型が実に多いのです。この性格類型ができあがる過程を、テレンバッハたちはこんなふうに説明しています。

幼い頃から、「いい子」「役にたつ子」として認められようと必死にがんばった子どもが、周囲の期待に添う役割を演じ続けた結果、人格の中身は充実しないままで役割をまとった外側だけが完成されます。何をやるにしても、それが自分に与えられた「役割」だからで、本当にやりたいからではないのです。「では何をしたいのか？」と聞かれると、すっかり混乱してしまい、そんな自分に落ち込み、それをまぎらわそうと、ますます何かにのめり込むのです。

ではここで、夫婦の「のめり込み」の傾向をチェックしてみましょう。

「のめり込み」傾向チェックリスト

いい悪いではありません。自分を知るためのヒントとして活用してください。

夫婦で結果について話し合ってみるとよいでしょう。

夫／妻

□□ 私は「こうしたい」ではなく「こうすべきだ」と考えることが多い。

□□ 私は他人の頼みを断わるのが苦手で、つい引き受けてしまう。

□□ 私は責任感が強く、自分がいやだからといって物事を放り出したりしない。

□□ 私はよく「義理がたい」といわれる。

□□ 私は与えられた役割を十二分に果たそうとする。

□□ 私は他人から「有能な社員だ」「よい妻だ」「やさしい人だ」と評価されたい。

□□ 私はありのままの自分に自信がない。

□□ 私は他の人のやったことでも自分の責任のように感じる。

□□ 私は他の人が困っていると放ってはおけない。

□□ 私は他人に甘えるのが苦手だ。

□□ 私は少しのミスでも気になり、落ち込みやすい。

□□ 私は「善か悪か」「白か黒か」という考え方を好み、その中間で判断できない。

□□ 私は自分が不愉快に思っていても、相手にそれを表現するのが苦手だ。

□□ 私はたいして重要でないことでも手をぬけない。

□□ 私はボーッとしているのが苦手だ。

□□私はつねに自分の良心にしたがって行動する。
□□私はきちょうめんな性格だと思う。
□□私はせっかちで短気な性格だと思う。
□□私にはいつもやらねばならない「課題」がある。
□□私は「自分のため」でなく「他人のため」に行動することが多い。
□□私は物事を徹底してやらないと気がすまず、すぐに夢中になる。

「のめり込み」から抜けだすには?

アルコールへの「のめり込み」とちがって、仕事や世話やきへの「のめり込み」は、それが不健康なものであっても自分では気がつきにくいものです。なぜなら、どちらも社会的には「いいこと」として認められている行動だからです。「一家を支えている」とか「家族のために犠牲になっている」という意識が、不健康さの自覚をさまたげます。

しかし、夫婦の一方が自分の不健康なライフスタイルに気がつき、窮屈でしんどい人生から抜けだすと、なかなか修復されなかった夫婦関係も回復に向かうのです。

あなたが生きることを楽しんでいれば、相手の欠点を気にしたり自分の考えを押しつけたりする必要はなくなります。相手の目をじっくりと見つめる余裕が出てきます。相手を表面的にしか理解していなかったことに気づき、もっともっと知ろうとするなかで、気持ちが通じあっていきます。こうしておたがいが「一緒に回復していこう」という共通の土俵に立つことができるのです。

たとえば私の経験では、断酒会の家族例会で、妻たちが次々と世話やきへの「のめり込み」について語りだしました。家族中が不健康な「のめり込み」に陥っていたことに気づいた妻は、まず自分が変わらなければと考えました。それまでは、あくまで断酒を続ける夫の脇役で、断酒会の大会ではコーヒーを出し、こまごまと気をつかい、家庭では夫を支えて忍従していた妻が、自らも主役になって「のめり込み」からの回復にとりくむようになったのです。

「のめり込み」を気づかせてくれるチャンスはいろいろあります。自助グループのほかに、病院での患者・家族の体験交流やミーティング、治療者との話しあいなど。チェックリストもその一つです。この章にあげた二つのチェックリスト、第一章の「世話やき度チェックテスト」のなかには、回復へのヒントがたくさんあります。しかし、反省して考え込んでいるだけでは、なかなか生き方は変えられません。

まずは、行動パターンを気楽なものに変えることから始めましょう。そこで、次のことを提案しておきます。主に仕事への「のめり込み」傾向のある人に対するアドバイスですが、世話やきへの「のめり込み」から抜けだすためにも参考になると思います。

A 適切に仕事をしよう

・仕事の前に深呼吸したり、トイレに行ったり、同僚と会話する時間をもとう。
・仕事を始める前に軽い体操をして、頭と体の緊張をほぐそう。
・休憩をきちんととろう。ときには一人になれる静かな場所を見つけてゆっくり休もう。
・過剰な残業はせず、休みはきっちりとろう。
・家に仕事や職場の心配ごとをもち込まないようにしよう。
・仕事のペースをスローダウンし、余裕をもとう。
・他人にまかせられる仕事は、思い切ってまかせよう。
・仕事を引き受けるかどうか選択の余地があるとき、やりたくなければはっきり断わろう。
・無理な期限や課題を設定するのはやめよう。

B 遊びを大切にしよう

・職場以外の友人とのつきあいを楽しもう。

・いろいろな社交の場に参加してみよう（ただし、お酒の出る場には注意！）。
・地域の野球チームやバレーボールチームなどに参加しよう。
・テニスやゴルフのレッスンを受けてみよう。
・スイミングやエアロビクス、ジャズダンス、釣、囲碁、将棋などをやってみよう。
・絵画、書道、写真、お花、お茶、陶芸などをやってみよう。
・カラオケで思いっきり声を出してみよう。
・料理に挑戦してみよう。
・上達を目標にせず、楽しむためになんでもやってみよう。

C 自分を大切にしよう

・ゆっくり歩き、ゆっくり話し、ゆっくり食べる。「ユックリズム」でいこう。
・入浴、マッサージ、軽い体操などで心身の疲れをほぐし、十分睡眠をとろう。
・自分のための時間をとり、その間は仕事のことや家族のことを考えないようにしよう。
・自分の心を豊かにするための読書をしよう。
・「明日」よりも「今日」のことを考えよう。

・今一緒にいる人の言葉に耳を傾けよう。
・時間をかけて散歩をしてみよう。
・夕日の美しさや星空の美しさ、花々の美しさに目を向けよう。
・絵画や音楽の美しさを楽しもう。
・愛する人や友人の目をしっかり見つめてみよう。
・食事の味わい方をくふうしてみよう。素材を楽しむ、香りを楽しむ、など。
・あなたと心の成長を分かちあえる「すばらしい人」との出会いを求めよう。
・自分のいいところを探して、それを自分に語りかけよう。
・自分の成功だけでなく、家族や同僚の成功も自分のこととして誇りにしよう。

少しずつ自分を変える

私の提案のなかには、とてもできそうにないと思うものもあるかもしれません。やれることから一つずつ実行していけばいいのです。「どうしてできないんだろう」と落ち込まず、「それでもいいじゃないか」とのんびりかまえることです。だんだん生活のバランスがとれるようになり、生きることが楽になってくるはずです。夫婦の行動や考え方が少しでも変わったら、おたがいに思いきりほめてください。

周囲の人に、「のめり込みからの回復」を宣言しておくことも役にたちます。夫婦同士はもちろんですが、それ以外の家族、自助グループの仲間や親しい友人、職場の仲間など。「仕事中毒だから、やりすぎないように気をつけている」「世話やき中毒をやめようと思うから、やりすぎたら注意してほしい」といっておくことで、周囲がつねにあなたのペースをチェックしてくれます。とくに自助グループは、「のめり込み」をチェックし、モニターする場として有効だと思います。

もう一ついっておきたいのは、「のめり込み」自体は必ずしも悪いものではない、ということです。偉大な芸術家も、すばらしい業績をあげた学者も、みんな自分の仕事に夢中になってのめり込んだからこそ、歴史に名を残したのです。あなたの仕事や世話やきへの「のめり込み」も、これまでに満足すべき成果をあげたり、相手を助けたりしてきたはずです。問題なのは、夫婦が自分たちの「のめり込み」にあやつられ、自分を見失ってしまうことなのです。

おたがいののめり込みやすい性格を自覚したうえで、まじめさや責任感の強さなど、いいところを生かすように考えましょう。そのためには、自分や相手の不健康な「のめり込み」を見分けるバランス感覚を育てることです。

そうすれば、夫婦おたがいが、一生懸命できちょうめんなだけでなく、相手を丸ごと受け入れるゆとりをもった、とても魅力的な関係を築くことができるのです。

もう、かまうのをやめようと決心

51歳・妻

断酒して最初の頃、私は一日中夫のことばかり考えていました。夫はそんな私がうっとうしかったのか、一緒に出歩こうとせず、いつも別行動でした。夫が外出しようとすると、私は車のエンジンや暖房をつけ、靴下をはかせながら「絶対に飲まないでね」「夕飯は何を食べたいの」「用意して、帰るまで待ってるから」とつきまとって、「お前はなんにでも干渉する」「すぐ立ち入ってくる」と怒られていました。

今考えると、私はちょうど自分の母親と同じことをしていたのです。父はアルコール依存症でした。母は父がどんなひどいことをしても文句もいわず、あれこれ世話をやいていました。私はそんな母が情けなく、嫌いだったのに、やっぱり似ているのです。私のこんなやり方で夫は迷惑したやろな、と思います。

ある日、「そんなにかまわれると飲みたくなる」と夫がいったのにびっくりして、かまうのをやめようと決心しました。夫が仕事で遅くなるときにはテーブルの上に夕飯を置いて先に寝ることにしました。飲んでいないかと心配で、なかなか寝つかれませんでしたが、「私が心配してもしなくても、飲むときは飲む」と開き直ることにしました。夫は最初のうち「冷たくなったな」などといっていましたが、すぐに慣れたようです。私もだんだん

体験

ビクビクしなくなり、肩の力がぬけてきました。昔やっていた三味線やお琴をふたたび始め、お稽古仲間に食事に誘われると出かけるようになりました。

今では、夫婦で外出することも多くなり、近所の人に「仲がいいね」といわれます。外で夫と食事をするとき、以前なら夫好みの店を選んでいましたが、最近では自分から「今日は中華が食べたい」「おいしいお店を教えてもらったからそこにしよう」というようになりました。夫は「お前が明るくなってはりあいがある」といいます。

断酒会、家庭、仕事のバランス　50歳・夫

私は、弱みを見せると妻につっこまれるのではないかと、断酒後もずっと重いヨロイを着ていました。性生活は、退院して三年ぐらいは一方的なもので、妻がときどき枕をもってやってきたり、私が「オーイ」と呼んで始めるというぐあいでした。こいつは何考えてるのやろとか、わだかまりがあって、遠慮もあって、うちとけていませんでした。

今は、自分の人生をプラスの方向で見るようになりました。以前のように一つ一つハリネズミみたいに反応して相手に影響を与えることがなくなったと思います。

まじめ一方のところがあるので、かつては「自分が全国の断酒会のよいところを吸収し

て三重の断酒会をよいものに変えよう」と意気込んで、あちこちの研修会を回って歩いたこともありました。家族との関係も犠牲にして断酒会にのめり込み、そこまでしない会員を批判し、会のなかに派閥をつくるのに一役かっていたのです。のめり込むことで、自分の不健康さを見ないでごまかしていました。しかし最近になってやっと、断酒会で自分を見つめることと、家庭、仕事のバランスがとれてきました。

私は幸せになりたい　43歳・妻

断酒すればすべてが解決すると思っていましたが、そうではありませんでした。子どものチック症状、ぜんそくの悪化など、子どもの問題は断酒しても変わりませんでした。夫は「子どものことはお前にまかせる」といいながら、いざ、ことが起こると「何してるんだ！」と怒っていました。夫と結婚したのは失敗だったという思いは断酒してからも変わらず、離婚したいといっても、誰もわかってくれません。夫婦喧嘩ばかりしていました。

夫と同じ布団に寝るのにも抵抗がありました。こんなふうに思うのは自分だけではないかと落ち込みました。酒をやめてもらったんだからぜいたくはいうな、と人はいいます。でも、私はやはり幸せになりたい。断酒の最初は「がまんの協力」も大切かもしれませんが、ずっとがまんが続いていったら、どこかで爆発してしまいます。

医師から「断酒しても家族の不健康さは残る」と聞いて安心しました。考えてみれば、夫婦ともにこだわりの強い性格でした。ポンポンといって翌日には仲直りするということができず、一週間も口をきかないこともありました。いわなくてもいいことはいえるのに、本当にいいたいことはいえないのです。断酒して三年たってようやく「あなたはそう考えるけど、私はこう思う」といえるようになりました。一緒にいても疲れなくなりました。二人で築きあげる生活が、やっと始まったという感じです。

体験

わかりあえるとき

56歳・妻

夫は入院してからも酒の問題を認めようとせず、家族療法でもどなりあいになることがしばしばでした。口が上手なので、先生も夫と私のどちらが本当のことをいっているのかわからなくなってしまったようでした。これでは入院した意味がないと思ったし、顔を見ると冷静に気持ちを伝えられないので、夫に手紙に書きました。

「今まであなたは好きなことをしてきたけれど、私には何もありませんでした。店をつぶしてはいけないと思ってがんばってきましたが、毎晩のはしご酒、帳簿を家族に見せない、親戚に借金する、店の品物がなくなる、こうなったら一日一万円かかっても病院に預かってもらうほうがいいと思いました。あなたが考え方を変えないなら、この辺で夫婦の関係を清算したいと思います。私にも私の人生を生きる権利があるはずです」

今度こそわかってくれるのではないかと期待しましたが、返事はありませんでした。

そこで退院前に家族全員が集まり、離婚の話しあいをしました。夫婦双方が離婚届けをもち、夫は私のことがいやになったら出す、私は夫が飲んだらただちに出すと、たがいに対等の条件です。子どもたちも立会人のサインをしました。五年は家に帰らず、商売にも手を出さず、飲み友だちのいない町でアパート住まいをする、と約束しました。

こうして夫は病院の近くに退院し、そこから仕事に通うことになりました。抗酒剤を飲みに一年間通院し、そのあとも毎日病院に顔を出しています。断酒が二年続いています。

夫に私のことを思い出してもらえるように、誕生日には肌身につける時計やマフラーをプレゼントしました。私の誕生日には、夫が給料からべっこうのかんざしを贈ってくれました。今では私のほうは「いつ帰ってきてもいいよ」といっていますが、夫は帰るとまた以前のように甘えが出るから、元気なうちは病院の近くで働くといいます。

私は「通い妻」をやっています。ときどきアパートに料理を届けたり、商売のグチをいいにいったりします。グチを聞いてもらえる夫になったんです。最近では、やはり年老いたら夫婦やなあと思います。今まで子どものために子どものためにと思ってやってきましたが、その子どもにいやな思いをさせられたとき、初めて夫が私の肩をもってくれました。ずっと流れにさからってやってきましたが、おたがいわかりあえるときというのがあるんですね。

体験

妻の顔が変わった　53歳・夫

私が楽に断酒できるようになったのは、酒をやめて四ヵ月後に妻が「内観療法」を受けにいき、妻の言葉のはしばしにあったケンがとれてきてからです。それまでは、いつも後ろから見られているような圧迫感がありました。職場でどなられ、家でも妻のきつい顔を見ていると、自分は救われないなあと思いました。ところが今は、出勤するときの妻の顔が全然ちがうのです。自分の一日やなという気持ちで、ハンドルを握れるようになりました。

断酒して一年ぐらいで、職場でも楽になってきました。恨んでいた現在の上司にも、出会えてよかったと思うようになりました。でも、誠心誠意つくした以前の上司に会っても声もかけてくれないと、これは自分がしてきたことの結果として受けとめるんだ、世の中そんなに甘くないぞ、と自分にいいきかせています。

私はものにこだわるたちで、まじめで、人の気持ちを考えてからものをいうほうでした。「いや」とはいえません。それが高じて、引っ込み思案になったのです。

最近私はカメラをやるようになりました。酒を飲まなくなったので、金が残るぶんで接写用のレンズを買い、三脚をもって、山をぶらぶら歩いては草花を写しています。以前なら、妻が探し回ったことでしょうね。

こうしていると、心がおだやかになります。退職後はのんびりと石仏を見たり、山草を見たり、ひっそりと埋もれている美しいものを見て、楽しみたいと思っています。

私が変われば家族が変わる

47歳・妻

夫が治療を受けるようになって三年目のことです。夫が職場不適応となり、たびたび休んでいたので、上司に家族全員が「内観療法」を受けるようすすめられました。夫の主治医に相談したところ、夫は自分をひどく責めるタイプだから不適、私が受けるのは大賛成、私自身が変われば家族も変わるとアドバイスされて、内観を受ける決心をしました。

一〇日間の休暇をとり、内観道場に行くことになりました。道場ではタタミ二畳が生活

体験

の場でもあり、内観の場ともなって、朝五時から夜九時まで、和尚さん以外の人とは話さず、二時間ごとに和尚さんと面接をし、考えた結果を報告し、助言を受けるのです。

夫に対する内観では、自分がどれだけ夫を傷つけてきたかを考えました。子育てのことでかみあわずに文句をいったり、仕事と家事を完ぺきに両立させようとするあまり、いそがしさにイライラし、不機嫌な感情を夫にぶつけていました。夫が依存症になってからは、夫を治せなければ自分には保健婦の仕事を続ける資格はないと思い込み、必死になっていました。病気になる前の夫は、思いやりのある、やさしい人だったことを思い出しました。私のほうがわがままで自己中心的だったのではないかと気づいて、申し訳なさでいっぱいになり、夫がいとおしくなってきました。

子どもに対してやってきたことは、惨憺たるものでした。帰宅の遅い夫にイライラしながら子どもの世話をやき、ときには夫への不平不満のはけぐちにし、思い出すとつらいことばかりです。子どもが幼稚園の頃、「お母さんはいつもいそがしいといって、ぼくの話を聞いてくれへん。待ってばっかりや」といっていたのを思い出します。子どもが思い通りにならないと「私がこんなに一生懸命やっているのに、なぜ子どもはがんばってくれないのか」と嘆いていました。でも、子どもは整理整頓された部屋や、アイロンのかかった服やハンカチなんかどうでもよく、私の心がほしかったにちがいありません。

体験

私の心からイライラや怒りが消えたら、家族の心からもイライラや怒りが消え、会話がふえました。掃除は手ぬきになり、食卓のお皿の数は減りました。でも、家族は文句をいうどころかとても満足そうに食事をしているのです。

第5章

親子関係を見なおそう

夫婦で読むページ

子どもの問題は、断酒後に夫婦関係が安定してからも尾を引くことがよくあります。「自分の子どもは素直ないい子でまったく問題ない」と思っていたのに、思春期以降になってうまく生きられなくなる子どももいます。子どもは家庭としての機能を失った家のなかで育ったことで、ひどく傷ついています。

ありのままの子どもの姿に目を向けてみましょう。子どもが傷をいやすことができる環境を整え、子どもの可能性を信じましょう。家族は変わることができるのです。

子どもはどんな傷を受けているか?

断酒が安定したあとも、子どもの問題は長く尾を引くことがあります。また、断酒後に突然子どもの問題が表面化することもあります。たいていの親は、せっかく断酒したのにどうして子どもがそんなことになるのか理解できず、いろいろと手を出したり口を出したり、おろおろしてしまったりします。

親が断酒しただけでは子どもがかかえる心や体の問題は解決しないのです。これは治療者としてたくさんの家族を見てきた立場での実感です。

依存症の親をもった子どもたちのなかには、いわゆる非行や登校拒否などの問題を起こす子どももいます。しかし、もっと多いのが「いい子すぎる」子どもです。ある子は非の打ちどころのない優等生になり、ある子は周囲を笑わせる人気者になり、ある子はやさしくて人の世話をやくのが好きなタイプになります。親からみれば、「うちの子は本当にいい子でまったく問題はない」ということになるのですが、ところが多くの場合、表面のつっぱりや大人くささとは裏腹に、心のなかでは混乱と不安がうずまいているのです。

両親にとって子どもが大事なのは、今さらいうまでもありません。父親は、酔って子どもにどなることがあっても、内心では「こんなお父さんで申し訳ないなあ」と思っていたはずです。

けれどもその気持ちは子どもに伝わりません。母親は、飲酒の問題から子どもを守ろうと、必死になってきたはずです。けれども、知らず知らずのうちに子どもを傷つけていることがよくあります。父親や母親が悪いからではなく、家庭が家庭としての「機能」を失ってしまっているために、子どもは子どもとして育つことができないのです。

機能を失った家族関係のなかで、子どもがどんな傷をうけているのかを考えてみましょう。あなたの家庭をふりかえって、思いあたるところがきっとあるはずです。

a 両親の争いに巻き込まれる→心がひきさかれる

両親は親の問題に子どもを巻き込み、子どもを自分の味方に引き入れようとします。母親は「お父さんみたいになっちゃダメ」と子どもにくりかえしいいきかせます。父親は「お母さんにはやさしさがない」と子どもにいったりします。子どもはもともと、父親に対しても母親に対しても「愛する気持ち」と「憎む気持ち」の両面をもっているものです。しかし、どちらか一方の肩をもつことを要求されるため、子どもの心はひきさかれます。たいていの場合、最初は飲んでいる父親を悪者として憎み、大きくなると口うるさい母親を悪者と考えたりします。断酒した父親と母親が仲良くしていると裏切られたように感じたりします。

b 自分のことはあとまわしにされる→周囲に敵意をもったりあきらめが強くなる

母親は父親の飲酒問題で頭がいっぱいなので、子どもはいつも「いそがしいんだからあとにしなさい」「そんなことぐらい自分でしなさい」「もう大きいんだからそれぐらいがまんできるでしょ」といわれます。子どもが恐かったりさびしかったりして親にすがりついても、親は子どもを受けとめる余裕がありません。ときには夫婦間のイライラが子どもに向かって発散されます。子どもは自分のいうことをじっくり聞いてもらったり、自分の考えていることに十分な関心を寄せられた経験をもたないのです。そのため子どもは、周囲への敵意が強くすぐに怒りや暴力を爆発させたり、あきらめが強く引っ込み思案になったりします。

c 両親が問題について話しあわない→正面から問題に立ち向かえなくなる

母親と父親とは長い間、飲酒の問題について話しあわずにきました。気まずいことがあると、家族の一人は不機嫌に黙りこくり、一人は知らないふりでテレビにじっと見入り、一人は捨てぜりふを吐いて部屋を出ていきます。家族が「問題について話しあう」のを子どもは見たことがないのです。たまに飲酒のことが話題にのぼると、たがいが相手を罵倒したり、傷つけあったりして、冷静な話しあいにはなりません。さらに、家族はアルコールの問題を世間から隠そうとするので、子どもも父親の飲酒について悩んでいることを他人にうちあけることができません。家庭に問題があるのは恥ずかしいことだと考え、自分自身の問題についても相談したり、正面から立ち向かうのが苦手になります。

d 安心できる場がない→家庭から早く抜けだそうとする

両親の間でいさかいが絶えないと、子どもは自分の気持ちを受け入れてくれる場がなく、その不満を「勉強」や「テレビ」や「外での遊び」で解消しようとします。波風を避けるために、親と顔を合わせないよう部屋に引きこもったり、外での遊びに夢中になったりします。自分にとってためにならない友人や仲間とわかっていても、自分を受け入れてもらう場ができたうれしさで、ずるずるとつきあってしまったりします。女の子の場合は、少しでも早く家を出ようとして、相手を十分理解していないのに結婚する例があります。

e 飲酒の責任が自分にあると思う→罪悪感に悩まされる

多くの子どもは、「自分がもっといい成績をとれば、父親は飲酒をやめるのではないか」「自分がもっといい子なら、あんなに飲まないにちがいない」と考えます。何かいいたくても、こんなことをいうと父が困るのではないか、母が困るのではないか、父が飲んでしまうのではないかと思って、言葉を飲み込んでしまいます。父の飲酒に対して怒りや憎しみを覚えても、それを表現することができず、父の存在を無視したりずっとものをいわないことで切り抜けようとします。子どもは、自分の感情を隠すことを覚えます。こうした臆病さが、他人の顔色をうかがって行動するすべを身につけさせます。何か不都合なことが起こると、すべて自分の責任ではないかとビクビクしてしまいます。自分がちょっとしたミスをおかしても、とんでもないまちがいをしでかしたように感じて落ち込んでしまいます。

f 親に見捨てられたと思う→ありのままの自分に自信がもてなくなる

父親は、飲酒のためにしばしば子どもとの約束を破ります。裏切られた体験や失望がくりかえされるうちに、子どもは親に見捨てられたように感じ、両親が本当に自分を愛しているのだろうか、自分などどうでもよい存在なのではないか、と疑いをもちます。ありのままの自分には価値がないと思っているので、なんとか他人に嫌われないようにしようと、人づきあいをよくし、他人が何を期待しているのかを知ることに神経を使います。愛想がよく、どうでもいいことはいえるのですが、自分の希望をはっきり述べたり、頼みごとをしたり、不満をあらわしたりするのは苦手になります。相手が自分に失望するのではないかと思うと、大事なところで本音を主張することができず、「イエス」「ノー」がはっきりいえません。そのためにストレスをためこみます。自分のことを愛している人がいても、本当の自分を知ったら失望するにちがいないと考え、素直に行動することができません。

g 親の本音と建前がちがう→親や他人の前で演技するようになる

父親は子どもに「ウソをつくのは、いけないことだ」といいながら、隠れて酒を飲んでいます。母親は「今度こそ離婚する」といいながら、結局は一緒にいます。子どものいうことのほうが筋が通っていても、筋の通らない父親の言い分が聞き入れられたりします。そのため子どもは混乱し、疑り深くなります。人はどうせあてにならないから、自分も本音と建前を使い分けてうまくやらなければ、と考えます。自分の存在を認めてもらおうと、努力して「いい子」になろうとします。自分に関心を寄せてくれる人がいると、その人の前で一生懸命いい子を演じてほめられようとします。つまり、演技によって親や他人を引き寄せ、あやつろうとするのです。

h 過剰な期待をかけられる→挫折感が強くなる

母親が父親にすっかり失望し、期待しなくなると、すべての期待と関心は子どもに向かいます。子どもは「親の自慢のよくできる子」であることを求められます。父親も「のめり込み」傾向が強く完全主義なため、子どもの現実を無視した大きな期待を寄せます。子どもが期待に応えられないと両親はガミガミ責めたりつき放したりするので、子どもは必死で期待に応えようとがんばります。がんばりが続くうちはいいのですが、好きでやっていることではないのでやがて息切れしてきます。目標が実現できないと自分をひどく責め、「もっと頭がよければ、もっとかわいかったら、もっと強かったら、何もかもうまくいったのに……」と考えます。

ｉ親の仲介役になる↓ストレートな人間関係をもてなくなる

両親はおたがいの不満を夫婦の間で解決できないため、子どもを通して相手に自分の考えを伝えようとします。たとえば母親は「お父さんにそんなに飲まないようにいってよ」、父親は「反省しているんだからいい加減に機嫌を直せってお母さんにいってくれ」というぐあいです。「お父さんはもっと家族のことを考えてくれなくちゃ」「お母さんはお父さんのことをちっともわかってくれない」といって、それとなく仲介役を子どもに頼むこともあります。それを伝えれば自分がまきぞえをくって怒られるかもしれないし、伝えなければ頼んだ親を失望させることになるので、子どもは身動きがとれなくなります。そのために、人間関係を面倒でやっかいなものだと思うようになります。また、仲介役を使った関係しか知らないため、自分自身も要求を相手に直接伝えることができなくなります。

ｊ親の相談役になる↓早くから大人びる

飲酒問題のある家庭では、子どもは母親のグチの聞き役やなぐさめ役になります。子どもは早くから大人のような考え方や行動を要求されるため、子どもらしくのびのびふるまう機会がありません。器用でなんでもそつなくこなすのですが、自分の感情を表現する場になると、「水から上がった魚のように」不器用になってしまいます。どうしてみんなこんなに子どもっぽくいられるのだろうと、うらやましく思ったりします。しばしば人を指導したり面倒を見てやる立場になり、友人との対等で気楽な関係をつくれません。すぐにつっぱってしまって、自分の弱さをさらけだすことができないのです。

k 親や兄弟の世話役になる→甘えたいのに上手に甘えられなくなる

とくに上の子どもは、酔った父親の世話をやいたり、小さい兄弟の面倒をみたりするなかで、自分のことを犠牲にしてでも他人のためにつくすことを覚えます。お姉さんなんだからがんばらなくちゃ、お兄さんなんだからしっかりしなくちゃ、という考えをうえつけられ、「ああしたい、こうしたい」と考えるのはわがままだと思うようになります。甘えるのが苦手になり、自分の欲求を大事にできなくなります。とくに女の子の場合はこの傾向が強く、世話やき女房タイプに育ちます。自分が世話をやいても「よけいなお世話」と思われると、自分を全面的に否定されたように感じて腹をたててしまいます。「他人は自分から受けとるだけで何も自分に返してくれない」「自分は哀れでかわいそうだ」と思い込み、悲観的になったり、皮肉っぽくなったりします。

1 のびのび遊べない→楽しむのが苦手になる

子どもは必死でがんばったのに裏切られ、今度こそ裏切られまいとさらにがんばります。子どもにとって毎日の生活はつらく、苦しいものです。何もかも忘れて思いっきり遊んだ経験がないため、大きくなっても遊んだり楽しんだりするのが苦手です。大人になると仕事に夢中になり、つねに他人の二倍の仕事をしていないと気がすまなくなります。いつも何かに追われているように感じ、せっかちで余裕がありません。何もしないでいるのが苦痛です。つきあいで遊ぶことがあると、周囲への義務感から楽しそうなふりをしますが、実際は楽しめません。生きることを楽しめず、自分で自分の人生を苦しいものにしてしまうのです。

世代間の連鎖を断ち切ろう

これを読んだ夫と妻は、「自分たちの小さい頃にも同じ思いをした記憶がある」と思わなかったでしょうか？

実はその通りなのです。依存症の本人にもその妻にも、親が依存症であった人や、父母の仲が悪いなどの問題をかかえる家庭で育った人が多いといわれています。私たち専門家は、成人後の依存症者の子どもたちのことを、「AC（アダルト・チャイルド）」と呼んでいますが、アメリカのデータでは、ACはそうでない子どもの四倍の確率で依存症になっているのです。また、女性のACが依存症者を夫に選びやすいことも指摘されています。

育った家庭のなかにあった不健康なルールが、大人になってからもその人の生き方をしばりつけているのです。こうして家族の不健康さは、世代を越えて伝わっていきます。

この連鎖を断ち切るためには、親がまず、不健康なルールから解放されることです。

親が自分自身の子ども時代に目を向け、自分と親との関係をふりかえってみましょう。「そうか、自分の親と同じことを子どもにしていたのだ」と気づいてみると、子どもの気持ちもわかってくると思います。説教したり自分の期待通りに動かそうとするのをやめれば、子どももリラックスして心を開くようになります。

「今日はうれしいことがあった」「こんなことがあって悲しくなった」と、自分の思ったままを子どもに語ってみましょう。おかしいときには声をたてて笑ったり、ときにはふざけたりしてみましょう。親が素直に感情を表現することで、それを見た子どもも自分の気持ちを率直に表現したり、親に甘えたりできるようになります。

両親がおたがいのどんなところを評価しあっているのかを率直に子どもに話し、二人の関係が修復されつつあることを伝えましょう。子どもは最初、両親の仲がよくなったことで仲間はずれにされたように思って、反発するかもしれません。しかしこれも、子どもの傷がいえればやがて消え、安心感と親への信頼に変わるはずです。

家族で楽しもう

子どもが小さい場合は、家族が自然に声をかけあい、両親が子どもとともに過ごす時間を十分にもつことで、子どもはみるみる明るくなります。

まず、親が率先して「おはよう」「いただきます」「いってらっしゃい」「いってきます」と声を出していってみましょう。それだけで家のなかの雰囲気は変わってきます。

それから、子どもと一緒になって遊びましょう。これは子どもにとってだけでなく、親の回復にとってもいいのです。子どもに返ったつもりで思いきり楽しみましょう。

ところが、自分が親と遊んだ経験のない人は、「子どもと何をやって遊んでいいのかわからない」ことも多いのです。

そこで、次のようなプランを提案します。

家族行事を楽しむ

長らく忘れられていた家族行事を復活しましょう。誕生日、お正月、クリスマスなどを家族で楽しみ、思い出づくりをしましょう。両親の結婚記念日も家族で祝ってみましょう。年賀状の版画をみんなで一緒に考え、共同制作しましょう。

家庭料理を研究する

食卓を囲んで、「これはおいしいね」「今度は味つけを変えてみようか」「具が多くて栄養たっぷりだ」と批評しあってみましょう。テレビの料理番組のメニューを家族でワイワイいいながらつくってみましょう。休日には一緒に買物に出かけ、安くておいしい材料を見つけましょう。「わが家自慢の家庭料理」をみんなで研究しましょう。

家族ぐるみのつきあいをする

自助グループの友人や飲まない友人を家に招いてみましょう。少人数のうちとけている人から始めて、次にはつきあいのとだえていた古い友人を招いてみましょう。双方の家族が一緒に食事の準備をするようなスキヤキパーティやバーベキューパーティはいかがですか。子どもを含めて家族ぐるみのつきあいをしましょう。

家庭菜園を楽しむ

家庭菜園をつくり、休日には家族で土にまみれてさわやかな汗を流しましょう。トウモロコシ、ナス、キュウリ、イチゴ、トマト……。植物が育っていくのを見るのは楽しいものです。とれたての新鮮な作物を食卓にのせる楽しみもまた格別です。場所がないなら、ミニチュアの菜園セットや水耕栽培のセットなどもあります。家のなかでみんなで楽しめます。

家族旅行を計画する

家族全員で、地図や時刻表を前に計画をたててみましょう。キャンプをするのもアイデアです。乗り物の係、テントの係、食事の係、遊びの係など、家族でそれぞれ得意分野のリーダーになって実行するとよいでしょう。

アルバムづくりを楽しむ

家族のアルバムをみんなでつくり、それぞれのコメントを書き込んだり、らくがきや絵を貼ったりしてみましょう。完ぺきなものに仕上げようとする必要はありません。少々見ばえは悪くても、そのときそのときの家族の姿がいきいき描かれているのがよいのです。

とりかえせないものは？

親の側からは、すでにとりかえせないものもあります。

子どもがすでに大きくなっている場合、無心に遊ぶことなく過ぎてしまった子ども時代は、親の側からとりかえしてやることはできません。しかし子どもは、自分の力で甘えられなかった子ども時代の傷をいやし、窮屈な生き方を変えていくことができるのです。

心配のしすぎ、干渉のしすぎは子どもの回復をさまたげます。「自分の子どもは本当にいい子でまったく問題はない」と胸をはる親と同じぐらい、「自分の子どもはきっと非行に走るにちがいない」「きっといつか問題を起こすにちがいない」と心配を先取りする親も子どもをひどく傷つけているのです。あなたの子どもは、かぎりない可能性をもっています。それを信じることが子どもにとっても回復への大きな足掛かりになるのです。

親ができることは、子どもを背後から見守る余裕をもつこと、夫婦の関係を育てて子どもがいざとなったら退却できる城を準備してやること、もしも子どもが本当に危機を迎えることがあったら、おろおろせずに両親が毅然と対処することです。子どもが一人で歩きだそうとしているときに、親の先取りの不安や心配のために、子どもの足をすくってはいけません。

もう一つ注意しておきたいのは、ACとしての特徴は、必ずしも悪いものではない、ということです。とことんがんばったり、他人のためにつくしたりするのはすばらしいことです。大切なのは、子どもが自分のなかの不健康さを自覚し、「生きにくさ」を「生きる楽しさ」に変えて、自分のACとしての特徴をむしろプラスに生かすことなのです。

新しい家族の憲法をつくろう

家族でスムーズに会話ができるようになったら、「家族の憲法」をつくってみませんか。これまで無意識のうちにあった不健康な家族のルールに気づいたら、それを裏返してみんなで健康な家族のルールをつくるのです。たとえば「問題について話しあわない」のがいつのまにかルールになっていたら「問題について話しあう」ことを新しいルールにしましょう。

私の家庭では、こんな「わが家の憲法」を制定しました。

第一条　家族がかかえている問題について、恐れず話しあおう
第二条　自分の自然な感情を家族に語ろう。ただし、非難、攻撃はやめよう
第三条　自分にも家族にも、完ぺきを求めるのをやめよう
第四条　他人のために自分を犠牲にせず、自分を大切にしよう
第五条　本音と建前を使い分けて家族をあやつろうとするのをやめよう
第六条　ありのままの自分をさらけだして、自由に楽しもう
第七条　家族にとって、「変化」は健康的な挑戦だと考えよう

ある断酒会の会員は、私の呼びかけに応じてこんなシンプルな憲法をつくりました。

第一条　一日断酒でがんばります。協力します
第二条　隠しだてをせず、相談しあいます
第三条　世話やきすぎ、干渉しすぎに気をつけます

子どもが小学生ぐらいだったら、「子どもの言い分」も十分聞いて、子どもが理解できるような内容にするとよいでしょう。たとえば、

第一条　なんでもみんなで話しあおう
第二条　むりに「いい子」になろうとするのをやめよう
第三条　こまかいことでうるさくいうのはやめよう
第四条　自分をだいじにしよう
第五条　おもいきりあそぼう

こんな憲法があると、親がちょっとしたことでガミガミ怒ったとき、「ほら、第三条に違反

したよ」と子どもに指摘されたりして、親子関係にも適切な「間」があきます。子どもも家族の回復に自分から加わることで、自分の存在を認められ、明るく積極的になります。

健康な家族とは?

家族の憲法を決めることは、その家族にしかない「ルール」をみんなが共有することです。憲法に無理な課題を詰め込んだり、憲法を実行するために「必死になってがんばる」必要はありません。家族が気楽に過ごせること、ゆっくり休めること、心おきなく楽しめること、そのための憲法なのです。そんな家庭であれば、みんながそこでエネルギーを与えられ、今日を生きることができます。

「この世の地獄を見たければ、酒害者の家庭を見よ。この世の天国を見たければ、断酒者の家庭を見よ」という言葉がありますが、家族が回復への道を一緒に歩み始めたとき、この言葉も真実だといえるのです。

「完全な家族」「理想の家族」などというものはありません。どんな家族でも、何かの問題をもっているものです。夫婦はそれを乗り越えることで愛情を育て、子どもはそれを乗り越えることで大きくなります。大事なのは、問題が起こったときに家族が話しあって解決する能力があること、そこで育つ子どもが「自分の問題を解決する能力を身につけること」です。

それでこそ、家庭は「機能」を果たしているといえるのです。急がずあせらず、ぼちぼちやってください。
最後に、家族が健康に機能しているかどうかをチェックするためのリストをあげておきます。

家族の機能チェックリスト

どこの家庭もそれぞれちがうもち味がありますから、「満点」をとる必要はありません。夫と妻の評価を比べて、楽しく話しあってみましょう。

夫／妻

□ □ 「おはよう」「いってきます」「おやすみなさい」など自然に声をかけている。
□ □ みんなが、自分の望んでいることを遠慮せずにいっている。
□ □ おたがいに黙っているときも、気まずくない。
□ □ 家では見栄をはったり格好をつけずに気楽に過ごせる。
□ □ おたがいに自分の弱点をさらすことができる。
□ □ 家に家族の知り合いを招くのは楽しい。

□　□　意見がくいちがうと、一人の考えを押しつけようとせず、話しあう。
□　□　問題がもちあがったとき、誰か一人が責められたりすることはない。
□　□　誰かが浮かない顔をしていると、「どうしたの?」と自然に声をかける。
□　□　うちにはうちのやり方がある。よそとはちがうかもしれないがなかなかいいと思う。
□　□　家族一人一人の生き方はちがっていいと思う。
□　□　家族一人一人の成長を見守るのが楽しい。
□　□　おたがいを無理に変えようとしたり、コントロールしようとしたりしない。
□　□　おたがいに自分を大切にしている。
□　□　家族の間では本音と建前を使い分けず、おたがいの言葉や感情を信用できる。
□　□　おたがいに感情を率直に表現するが、それに巻き込まれることは少ない。
□　□　家族が外の世界に出ていくことを歓迎し、はげましている。
□　□　責任を分担するときは、それぞれの能力を信頼して任せ、途中で口出ししない。
□　□　状況が変化しても、ゆとりをもって対処できる。

断酒している父が好きです

12歳・息子

酒をやめる前の父は、仕事から帰ってくるといつも酒のニオイがしました。しつこいことばかりいうので、僕はいつも泣いていました。ソフトの試合をときどき見にきてくれましたが、恥ずかしかったし、いやでした。そういうとき、いつも父が母をしかっていました。

ばあちゃんがきていたときに、父は酒を飲んで帰ってきて、父と母はけんかをしました。ばあちゃんがやめろといってもやめませんでした。父はイスをもって母をなぐろうとしました。そのときに僕がやめろといったら父はやめてどこかへ行ってしまいました。どうして僕のいうことをきくのかなあと思いましたが、どこへ行ったか心配でした。

朝になったら父が弁当をとりにきたので僕は安心しました。そのとき僕は父が酒をやめて母と仲良くしてほしいと思いました。

断酒をしている父は、断酒をする前の父より酒のニオイもないし酒を何も飲まなくなりました。僕はそんな父が好きです。酒を飲んでいるときは仕事をあまりしなかったけど、酒をやめてからは仕事をするようになりました。日曜日は休みなので車で遊びにつれていってくれるときはうれしくなります。

体験

火曜日と土曜日は父と母は断酒会の例会にいくので、兄ちゃんと家でるすばんをします。さびしいときもあるけど父が酒をやめてくれたらいいので、ぼくたちもがんばってるすばんをします。このごろ父は、例会に自分からすすんでいくようになりました。母が忘れているときでも、今日は例会にいくぞといってくれるのでいいと思います。ちょうど六ヵ月やめています。えらいと思います。また酒を飲まないようにがんばってほしいです。病院の先生、これからもよろしくおねがいします。

母への反発と依存

49歳・夫

父が酒を飲んで、私や母を殴りつけたときの痛みを今になって思い出します。父は生活能力がなく、外では仏さんといわれていました。気性の激しい母は「あんな人間になるな」としつけがきびしく、父に対する不満がドロドロと出ていました。私は長男なので、それをもろにかぶりました。人に負けるな、お前はこうあるべきだと、いつもいわれました。そんな母に反発しました。この家はなんて暗くて貧しいんだと。反発しながら依存していました。大学に入ってからも、仕送りしてもらって当然と思っていました。

こんな母に対するやり方を、私は妻に対してもやっていたのです。断酒して四年たってから、それが見えてきました。困難にあうと逃げる、ちょろちょろと仕事だけして、面倒なつきあいは妻にまかせる。私は幼児段階で精神的な成長がとまったのではと思います。

それがわかると、気持ちが楽になりました。今まで子どもたちに、勉強せよとか生活をキチッとせよとか母と同じことをいっていましたが、「子どもは子どもの生活」とわりきるようになり、子どもたちも楽になったようです。つい口を出してしまったあとでひどく反発されて後悔することがなくなり、長男とも一緒に食事ができるようになりました。冗談も出るようになりました。

私の心も病んでいた　49歳・妻

幼い頃、酒が原因で父を亡くした私は、自分をおさえ、他人を思い、「責任感の強いまじめな子」と大人からいつもほめられて成長しました。大人になってから、この長所と思っていた性格で苦しむことになろうとは、思いもよりませんでした。

夫に初めて会ったとき、夫は酒を飲んでいましたが、あとで病気になるほど飲んでいたとはわかりませんでした。それから二十数年、私の結婚生活は夫の酒との戦いでした。依存症と診断されたのは二年ほど前のことで、それまでに内科入院は十数回を超えていました。悪い状態が始まるたびに、私は恐怖でパニックになり、必死で夫をなだめたり責めたてたりし、次にそんな自分を責め、自分で自分がわからなくなりました。飲んでいるときも飲んでいないときも、帰ってくるなり私の目がじっと夫の顔を見てしまう。夫は何度も私の目が恐いといいました。私の心も病んでいたのです。

夫は三回ほど酒で死ぬほどの思いをして、それでもやめられません。夫に巻き込まれないようにしよう、相手を変えようとしてはいけない、自分が変わるんだといいきかせても、やはり夫のほうばかり向いてしまう私です。

ふつうの生活がいちばん　37歳・妻

夫が飲んでいた頃、小学校から帰ってきた息子は、父親が酔って寝ている姿を見るのがつらいらしく、さびしそうな顔をして台所にそっと入ってきたものでした。

幼稚園の娘は、夫に手をやいている私や姑の顔を見て、「どうしてみんな、そんなにこわい顔してるの?」と聞いたことがありました。夫を入院させてホッとしていると、「普通の顔にもどったねえ」といいました。

ある年の節分の日の夕方、お酒を買いにいこうとする夫を、私は玄関前に立ちはだかって外に出さぬようにしました。一時間の押問答の末、とうとう息子に助けを求めました。腹をたてた夫は玄関のたたきに植木鉢や置物を投げつけました。息子は、「お父さん、やめとき、やめて！」と泣きながら叫びました。私はその声に驚き、ふと我にかえって「ご飯食べて豆まきをしよう」と息子を抱くようにして家に入りました。夫は「お父さん、病気なんや」と何度もつぶやきながら、布団をかぶって寝てしまいました。息子は食事に手をつけず、娘だけが黙々と食べていました。子どもにこんなにいやな思いをさせるのだったら、黙ってお酒を買いにいかせたらよかったと思いました。

夫はその後断酒しましたが、今度は息子が学校に行くのをいやがり、毎朝私が送っていくようになりました。その帰り道、一人で歩きながら「せっかくお酒をやめたのに、まだこんな生活が続くのだろうか」と考えました。

それからしばらくたって、ふたたび元気に登校するようになった息子は、私がテレビを見て笑い声をあげると、私の顔をじいっと見ます。母親の笑顔のなかった家庭でした。息子の作文ノートに、こんなことが書いてありました。

「ぼくは、ふつうの生活がこんなにいいものだとは思いませんでした。いつものびのびやっていて、遊べるのがいいところです。これができるからぼくは毎日の生活にもんくはないです。とにかくふつうの生活ができるのがいちばんいいと思います」

別居する人や離婚できる人がうらやましくて、家族のしがらみをわずらわしく思ったこともありました。でも、家族のなかで生かされている自分に気づいたのです。
夫が断酒して五年です。

体験

飲む飲まないは、父の問題

29歳・息子

僕が何かいいすぎると父は酒を飲むのではないかと、ずっと気になっていました。父が酒をやめてからも、いつも、大丈夫かな、と心配で、僕が旅行に出て帰ってくると、「ただいま」という前に、ひょっとして母がまた暗い顔をしているのではないかと、ぱっと見てしまうのです。

そんな僕が力を得たのは、高茶屋病院のＡＣ治療グループである「子供ミーティング」に参加してからです。自分と同じような世代の人が多いのに驚きました。たぶん小学生ぐらいの人が大半で、哀れみあい、慰めあっている場だと思い込んでいましたから。みんながそれぞれ明るい顔をして、ときには吹き出しながら、自分のつらかったこと、親のエピソード、親のことで恥ずかしい思いをしたことを、次から次へと話しているので、あっけにとられました。爽快でした。「俺のところなんかもっとひどくってさあ」なんて、それこそ誇らしげにいっているのですから。

でも、参加している小中学生の子どもたちが、スタッフの人に「お酒を飲んだお父さんをどう思う?」と聞かれて、「殺したい」なんて返事しているのを見ると、あの頃の自分と同じなんだなあと思います。ただ、それをいえる場があってうらやましいと思います。僕がその子たちと同じ年の頃には、一人で親を殺す計画をしていました。

高校の頃まではブルーな気持ちで過ごしていました。そのあとは、父が飲む飲まないは、父自身の問題だと思えるようになりました。親子は親子だけれど、もう個人と個人なのです。僕も大人になったのですね。母や妹と、自然に父のことを話せるようになりました。この人はまちがいなく自分の父だけれど、でも、自分の人生はこの人の子どもとしての人生ではない。気づかぬ間に、重みが消えていったのです。

父が酒をやめて半年になります。

おわりに

この本は、私が三重県立高茶屋病院（現・三重県立こころの医療センター）の医師として、三重断酒新生会とともに歩んだ二十年の経験をもとにつくられました。その間をともに歩んできた大越崇医師、臨床心理士の杉野健二氏、アルコール医療にかかわったすべてのスタッフ、そして患者さんたち、家族の方たちに心から感謝します。

初版の発行から十六年、アルコール医療を取り巻く状況も変わってきました。都市部ではクリニックが増え、以前よりも治療の「敷居が低く」なりました。

本書では、治療プログラムの説明が入院治療中心となっていますが、外来でも治療の基本は同じです。すなわち、依存症という病気について学んで理解すること、自分自身の体験をミーティングなどでふりかえること、そして自助グループである断酒会やＡＡへの導入です。治療プログラムをもつ多くのクリニックで、家族を対象としたプログラムも行なわれています。

もうひとつ変化したのは、飲酒運転を防ぐ世論の高まりから、その背景にあるアルコール依存症や飲酒問題に焦点があたるようになり、以前より一般的な知識として社会に広まったことです。本書にあるように診断基準による調査では、アルコール依存症者は日本中で八〇万人と推定されています。世間で思われているよりも、ずっと多くの人々と、その周囲にいる家族を苦しめている病気なのです。ただしその中で専門治療を受けているのは百人に二人。九八人は回復のチャンスを与えられていません。

病気への偏見や誤解は根強いものがあります。こうした現状を打破するため、私は三重県や愛知県などで、内科を含んだ早期治療のためのネットワーク作りに取り組んでいます。現在は、各地で生まれつつあるネットワークの支援と、職場での飲酒に悩む人々の早期治療支援システム作りを行ないつつ、自らも断酒七年超、ダイエット一年を実践しています。趣味のギターやスキーや釣りも楽しんでいます。かつては「仕事へののめり込み」そのままの生き方でしたが、だいぶ人生のバランスがとれてきました。アルコール医療という仕事を通じ、自分自身を振り返るきっかけを与えられたことに感謝です。

回復へと歩み出した「家族」の、実りある明日を祈ります。

《著者略歴》

猪野亜朗（いの あろう）
精神科医
1942年　愛媛県生まれ
1967年　京都府立医科大学卒業
1970年　三重県立高茶屋病院（現・県立こころの医療センター）に勤務
1974年　断酒の家建設に協力し、以降断酒の家、診療所、共同住居の運営に参加
2000年　三重県立こころの医療センター診療部長
2005年　西山クリニック　副院長
現　在　かすみがうらクリニック副院長／断酒の家診療所医師／三重産業保健推進センター特別相談員／三重県こころの健康センター嘱託医／三重県アルコール関連疾患研究会会長／愛知アルコール連携医療研究会事務局長／全日本断酒連盟顧問／日本アルコール精神医学会理事／日本アルコール・薬物医学会評議員／日本アルコール関連問題学会評議員
著書に『アルコール性臓器障害と依存症の治療マニュアル』（星和書店）などがある。

7つのチェックリストで回復をサポート！
アルコール依存症
家族読本
〈断酒の動機づけ〉から〈家族の再構築〉まで

（『あなたが変わる 家族が変わる——アルコール依存症からの回復』改題）

著者　猪野亜朗
初版第1刷発行　1992年3月10日
改題新装版第3刷発行　2015年1月16日

発行 ㈱アスク・ヒューマン・ケア
〒103-0007　東京都中央区日本橋浜町3-16-7-7F
☎ 03-3249-2551㈹　ホームページ　www.a-h-c.jp
ISBN978-4-901030-15-1
印刷　明和印刷株式会社
定価はカバーに表示してあります